协和医生答疑丛书
荣获国家科学技术进步奖
中国医学科学院健康科普研究中心推荐读本

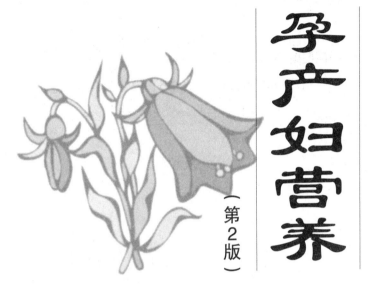

孕产妇营养

（第2版）

164个怎么办

主　编　陈　伟

编　者　陈　伟　　北京协和医院
　　　　钮丹叶　　苏州市立医院
　　　　李子建　　北京协和医院
　　　　杨炯贤　　北京儿童医院
　　　　时小东　　北京协和医院

 中国协和医科大学出版社

图书在版编目（CIP）数据

孕产妇营养 164 个怎么办 / 陈伟主编. —第 2 版. —北京：中国协和医科
大学出版社，2015.4
（协和医生答疑丛书）
ISBN 978-7-5679-0231-2

Ⅰ. ①孕… Ⅱ. ①陈… Ⅲ. ①妊娠期-营养卫生-问题解答 ②产褥期-
营养卫生-问题解答 Ⅳ. ①R153.1-44

中国版本图书馆 CIP 数据核字（2015）第 008814 号

协和医生答疑丛书

孕产妇营养 164 个怎么办（第 2 版）

主　　编：陈 伟
责任编辑：吴桂梅

出版发行：**中国协和医科大学出版社**
　　　　　（北京东单三条九号　邮编 100730　电话 65260431）
网　　址：www.pumcp.com
经　　销：新华书店总店北京发行所
印　　刷：北京朝阳印刷厂有限责任公司

开　　本：710×1000　1/16 开
印　　张：11
字　　数：140 千字
版　　次：2015 年 7 月第 2 版
印　　次：2018 年 12 月第 8 次印刷
定　　价：25.00 元

ISBN 978-7-5679-0231-2

丛 书 序 言

　　"协和"是中国医学的金字招牌，也是许多中国百姓心中最高医学水平的象征。正是如此，全国各地近些年如雨后春笋般地出现许许多多的"协和医院"。但医学界知道，"协和"有北京、武汉、福建三个老牌医院；对于北方的大多数人而言，"协和"特指北京协和医院和北京协和医学院。

　　"北京协和"联系着黄家驷、林巧稚、张孝骞、吴英恺、邓家栋、吴阶平、方圻等一位位医学泰斗，也联系着一代代"新协和人"的劳动创造。这里有科学至上、临床求真、高峰视野、学养博深等闪光品格，也有勤学深思、刻苦务实、作风严谨、勇于创新等优秀精神。

　　"协和医生答疑丛书"是协和名医智慧和经验的总结，由北京协和医学院和北京协和医院众多专家参与编写，体现了这些专家对疾病的认识和对患者的关怀，更重要的是展示了他们多年甚至是一生临床诊疗的丰富经验。

　　"协和医生答疑丛书"因为其科学性、权威性和实用性，获得中国科普图书最高奖——国家科学技术进步奖二等奖。协和专家长期从事专业工作，写作语言并不十分通俗，也不够活泼，但这些在医学巅峰的医学专家写出了自己独特的经验和独到的见解，给读者尤其是患者提供了最科学最有效的建议。

　　几十年来，全国各地成千上万的患者为获得最好的治疗，辗转从基层医院到地市医院，再到省级医院，最后来到北京协和医院，形成"全国人民上协和"的独特景观。而协和专家也在不断总结全国各级医院的诊疗经验，掌握更多的信息，探索出更多的路径，使自己处于诊治疑难病的优势地位，所以"协和"又是卫生部指定的全国疑难病诊疗指导中心。

"协和医生答疑丛书"不是灵丹妙药，却能帮您正确认识身体和疾病，通过自己可以做到的手段，配合医生合理治疗，快速有效地康复。书中对疾病的认识和大量的经验总结，实为少见，尤为实用。

袁 钟

中国医学科学院健康科普研究中心主任

2015年春

第 2 版前言

自古以来我国就非常重视饮食对人体健康的利害关系。所谓"民以食为天"就是说"吃"是最重要的。食物提供了人类生存所必需的营养素，促进身体的生长发育、保持机体的免疫力、保证健康地繁衍后代……

随着我国经济水平的不断发展和计划生育国策的顺利实施，拥有一个健康、聪明、活泼、漂亮的宝宝成为所有父母的最大心愿。众所周知，孩子的健康与否同母亲在怀孕期间营养状况的好坏密切相关。因此，孕妇就成为家庭的重点保护对象，所有的营养品或者可能对母子健康有益的食物都不假思索地选用，"能吃就是福气""越胖越健康"的观点仍然盛行。然而伴随而来的却是一些由于营养过剩或失调而导致的一系列并发症如妊娠期糖尿病、妊娠期高脂血症、维生素缺乏等，同样会影响母婴的健康。许多年轻的母亲不想吃却偏要吃，能吃却不敢吃，敢吃却不会吃，吃什么、如何吃、选什么保健品成为整个家庭的"苦恼"。此外，在新形势下"单独二胎""人工双胎"等给更多的高龄产妇带来新的烦恼。

本书提倡一种健康适度、营养平衡的饮食方式，能够保证孕妇摄入充足合理的营养，保证宝宝的健康生长发育，同时避免发生一些对身体不利的并发症。告诉读者一些营养基础知识，比如孕妇对维生素和微量元素的需求量和如何进行食物选择；一旦发生了并发症或者在妊娠期间合并一些疾病时，比如妊娠合并甲亢、妊娠合并肾炎时应如何调整饮食，帮助患者尽快恢复，减少对宝宝的不良影响；初为人母时还要了解如何调整饮食保证量足、质高的奶水哺育新生的幼苗，使他们苗壮成长。本书第一版写于2000年，在这14年间有很多新的营养研究和营养推荐诞生，我们也尽最大努力将最新的进展罗列其中，以期奉献给读者最新的资讯与帮助！

愿本书能够有助于孕产妇获得优质合理的营养，母婴安全、健康。对于书中的不详尽之处，欢迎广大读者批评指正。

编　者

2015年3月

第1版前言

  自古以来我国就非常重视饮食对人体健康的利害关系。所谓"民以食为天"就是说"吃"是最重要的。食物提供了人类生存所必需的营养素，促进身体的生长发育、保持机体的免疫力、保证健康地繁衍后代……

  随着我国经济水平的不断发展和计划生育国策的顺利实施，拥有一个健康、聪明、活泼、漂亮的宝宝成为所有父母的最大心愿。众所周知，孩子的健康与否同母亲在怀孕期间营养状况的好坏密切相关，因此，一名孕妇就成为家庭的重点保护对象，所有的营养品或者可能对母子健康有益的食品都不假思索地被选用，"能吃就是福气"，"越胖越健康"的观点仍然盛行。然而伴随而来的却是一些由于营养过剩或失调而导致的一系列并发症如妊娠糖尿病、妊娠期高脂血症、维生素缺乏等，同样会影响母婴的健康。许多年轻的母亲不想吃却偏要吃，能吃却不敢吃，敢吃却不会吃，吃什么，如何吃，选什么保健品成为整个家庭的"苦恼"。

  本书提倡一种健康适度、营养平衡的饮食方式，能够保证孕妇摄入充足合理的营养，保证宝宝健康地生长发育，同时避免发生一些对身体不利的并发症；告诉读者一些营养基础知识，比如孕妇对维生素、微量元素的需求量和如何进行食物选择；一旦发生了并发症或者在妊娠期间合并一些疾病时，比如妊娠合并甲亢、妊娠合并肾炎时如何调整饮食，帮助患者尽快恢复健康，减少对宝宝的不良影响；初为人母时还要了解如何

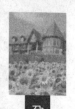
调整饮食保证量足、质高的奶水哺育新生的幼苗，使他们茁壮成长。

愿本书能够有助于孕产妇获得优质合理的营养，使母婴安全、健康。对于书中的不详尽之处，欢迎广大读者批评指正。

编 者

2000 年 10 月

目　录

一、妊娠与营养的关系

1. 营养对妊娠有什么重要性？ ……………………………（ 1 ）

2. 孕妇对营养有什么要求？ ………………………………（ 2 ）

3. 胎儿对营养有什么要求？ ………………………………（ 3 ）

4. 孕期饮食有什么营养要点？ ……………………………（ 3 ）

5. 孕期有什么饮食禁忌？ …………………………………（ 5 ）

6. 不合理的母亲营养对胎儿有何影响？ …………………（ 6 ）

7. 营养过剩对宝宝有何影响？ ……………………………（ 6 ）

8. 孕妇营养对胎儿的智力和体格发育有何影响？ ………（ 8 ）

二、营养基础知识

9. 什么叫营养，营养素主要分为几类？ …………………（ 9 ）

10. 什么是营养素的"三量"？ ……………………………（ 10 ）

11. 什么是能量，哪些营养素能够产生能量？ ……………（ 11 ）

12. 孕妇每天需要多少能量，主要用于什么？ ……………（ 11 ）

13. 什么是"能量平衡"，与孕期健康有何关系？ ………（ 12 ）

14. 妊娠期间如何评估每日饮食摄入的能量是多少？ ……（ 13 ）

15. 什么是中国居民膳食指南？ ……………………………（ 14 ）

16. 什么是平衡膳食？ ………………………………………（ 15 ）

17. 孕妇应如何安排平衡的膳食？ …………………………（ 16 ）

18. 什么是蛋白质，有什么重要功能？ ……………………（ 17 ）

19. 孕妇对蛋白质的需要量有多少，应如何选择食物？ ……… （ 18 ）

20. 什么是氨基酸，对健康有何帮助？ ……………………… （ 18 ）

21. 什么是脂肪，脂肪是"体形杀手"吗？ ………………… （ 19 ）

22. 孕妇对脂肪的需要量有多少？ …………………………… （ 20 ）

23. 脂肪都藏在哪里？ ………………………………………… （ 21 ）

24. 胆固醇有何罪过？ ………………………………………… （ 22 ）

25. 什么是碳水化合物，有何重要作用？ …………………… （ 22 ）

26. 孕妇对碳水化合物的需要量有多少，主要来源
    有哪些？ …………………………………………………… （ 23 ）

27. 碳水化合物的主要分类是什么？ ………………………… （ 24 ）

28. 如何选择低脂肪、低糖类的食物？ ……………………… （ 25 ）

29. 什么是维生素，如何进行分类？ ………………………… （ 25 ）

30. 维生素与妊娠有何关系？ ………………………………… （ 26 ）

31. 孕妇对维生素 A 有何需要，主要食物来源有哪些？ …… （ 27 ）

32. 维生素 D 是怎样强身壮骨的？ ………………………… （ 28 ）

33. 维生素 E 对生育有何影响？ …………………………… （ 28 ）

34. 孕妇对维生素 K 有何需要，主要食物来源有哪些？ …… （ 29 ）

35. 维生素 C 是如何强身健体的？ ………………………… （ 30 ）

36. 维生素 B_1 是怎样防治"脚气病"的？ ………………… （ 31 ）

37. 维生素 B_2 与"烂嘴角"有何关系？ …………………… （ 32 ）

38. 孕妇对烟酸有什么需要？ ………………………………… （ 32 ）

39. 叶酸如何预防胎儿发生先天性疾病？ …………………… （ 33 ）

40. 维生素 B_6 在妊娠期间有何重要作用？ ………………… （ 34 ）

41. 孕妇为何不宜多补维生素 B_6？ ………………………… （ 35 ）

42. 维生素 B_{12} 与贫血有何关系？ ………………………… （ 36 ）

43. 什么是矿物质，有什么主要功能？ ……………………… （ 37 ）

44. 钙对母婴健康有何影响？ ………………………………… （ 37 ）

45. 孕期有哪些补钙误区？ …………………………………… （ 38 ）

46. 液体钙比普通钙更胜一筹吗？ ……………………………（39）

47. 铁是如何"补血"的？ ………………………………………（40）

48. 碘能影响胎儿的智力吗？ …………………………………（41）

49. 怎样补碘最合理？ …………………………………………（42）

50. 锌会保证胎儿聪明吗？ ……………………………………（42）

51. 孕妇对铜有何需要，主要来源是什么？ …………………（43）

52. 铬是如何预防妊娠期糖尿病的？ …………………………（44）

53. 孕妇对硒有何需要？ ………………………………………（45）

54. 水对孕妇有何用途？ ………………………………………（45）

55. 什么是膳食纤维？ …………………………………………（46）

56. 膳食纤维有何特点？ ………………………………………（47）

57. 孕妇应如何摄入膳食纤维？ ………………………………（48）

58. 如何选用"功高盖世"的谷类？ …………………………（49）

59. "植物肉"的功能有哪些？ ………………………………（50）

60. 如何选择惹人喜爱的肉类？ ………………………………（51）

61. 水产品带给人们什么益处？ ………………………………（51）

62. 孕妇多吃鱼有何好处？ ……………………………………（52）

63. 孕妇补充 DHA 有何帮助？ ………………………………（53）

64. 蛋类是福还是祸？ …………………………………………（53）

65. 各种蛋有什么区别吗？ ……………………………………（54）

66. 一袋奶就能强壮一个民族吗？ ……………………………（55）

67. 新鲜果蔬藏有"三宝"吗？ ………………………………（56）

68. 水果可以尽情吃吗？ ………………………………………（56）

69. 能用水果制品代替新鲜水果吗？ …………………………（57）

70. 能用果汁代替水喝吗？ ……………………………………（58）

71. 调味品里有什么学问？ ……………………………………（58）

三、妊娠期的营养

72. 营养与妊娠分期有何联系？ …………………… （60）

73. 孕前阶段的饮食应注意什么？ ………………… （61）

74. 孕前的饮食原则是什么？ ……………………… （62）

75. 孕早期有何营养特点？ ………………………… （62）

76. 孕早期的营养原则有哪些？ …………………… （63）

77. 孕中期有何营养特点？ ………………………… （64）

78. 孕中期的营养原则有哪些？ …………………… （64）

79. 孕晚期有何营养特点？ ………………………… （65）

80. 孕晚期的营养原则有哪些？ …………………… （66）

81. 孕晚期食欲不振应该如何处理？ ……………… （67）

82. 孕晚期发生水肿应该如何处理？ ……………… （67）

83. 分娩过程中需要吃东西吗？ …………………… （68）

84. 为什么巧克力是临产时的优良食品？ ………… （68）

85. 胎儿胎盘的质量与母亲营养有何关系？ ……… （69）

86. 孕妇偏食有何坏处？ …………………………… （70）

87. 为了给孩子补脑，可以多吃点核桃吗？ ……… （71）

88. 转基因食品能吃吗？ …………………………… （71）

89. 孕妇能吃螃蟹吗？ ……………………………… （72）

90. 孕妇为什么不能喝太多含咖啡因的饮料？ …… （73）

91. 孕妇应当如何选择食物？ ……………………… （74）

92. 孕妇为什么不能酗酒？ ………………………… （74）

93. 孕妇进补应注意什么？ ………………………… （75）

94. 孕妇为何喜欢吃酸？ …………………………… （76）

95. 少用盐如何能够做出美食？ …………………… （77）

96. 孕期应如何用营养手段防止职业性危害？ …… （78）

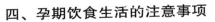

四、孕期饮食生活的注意事项

97. 孕期饮食如何与运动相配合？ ……………………（ 79 ）

98. 孕期应如何进行体重控制？ ……………………（ 80 ）

99. 孕期为什么不应选择罐头食品？ ……………………（ 81 ）

100. 孕妇外出进餐应如何选食？ ……………………（ 82 ）

101. 孕妇轮班工作（三班倒）应如何进餐？ ……………（ 82 ）

102. 梦见什么食物就是缺什么吗？ ……………………（ 83 ）

103. 烹调方法对营养有何影响？ ……………………（ 83 ）

104. 孕妇应如何选择保健食物？ ……………………（ 84 ）

105. 药物对营养有何影响？ ……………………（ 85 ）

106. 如何挑选和食用市场上的孕妇奶粉？ ……………（ 86 ）

107. 孕妇强化营养有哪些常见误区？ ……………………（ 86 ）

108. 喝牛奶就腹胀、拉肚子应如何补充奶制品？ ……（ 87 ）

109. 孕期补充维生素 C 越多越好吗？ ……………………（ 88 ）

五、孕期特殊情况下的营养调理

110. 妊娠合并贫血时如何饮食安排？ ……………………（ 89 ）

111. 孕期合并巨幼细胞贫血如何进行营养治疗？ ………（ 90 ）

112. 妊娠剧吐时如何饮食安排？ ……………………（ 91 ）

113. 吃什么可以祛除妊娠纹？ ……………………（ 92 ）

114. 妊娠期高血压疾病时如何饮食安排？ ………………（ 93 ）

115. 钙与妊娠期高血压疾病有何关系？ …………………（ 94 ）

116. 妊娠期糖尿病时如何饮食安排？ ……………………（ 94 ）

117. 糖尿病合并妊娠应如何饮食安排？ …………………（ 96 ）

118. 妊娠期糖尿病的妈妈粗粮怎么吃？ …………………（ 97 ）

119. 主食吃得越少越有利于控制糖妈妈的病情吗？ ……（ 97 ）

120. 糖妈妈如何解决爱甜的嗜好？ ……………………（ 98 ）

121. 妊娠中发生低血糖怎么办？ …………………………（ 99 ）

122. 妊娠中经常出现尿酮体怎么办？ …………………（100）

123. 妊娠期糖尿病饮食如何与胰岛素相配合？ …………（100）

124. 胎膜早破时应如何加强营养？ ………………………（101）

125. 妊娠合并手足搐搦症时如何饮食安排？ ……………（102）

126. 妊娠合并痛风如何安排饮食？ ………………………（103）

127. 妊娠合并甲状腺功能亢进症时如何饮食安排？ ……（104）

128. 妊娠合并甲状腺功能减退症时如何饮食安排？ ……（105）

129. 桥本甲状腺炎的孕妇能吃加碘盐吗？ ………………（105）

130. 甲状腺功能减退症的孕妇应该如何补碘？ …………（106）

131. 妊娠合并骨质软化症时如何饮食安排？ ……………（106）

132. 妊娠合并营养不良时如何饮食安排？ ………………（107）

133. 妊娠合并肥胖时如何饮食安排？ ……………………（108）

134. 妊娠合并高脂血症时如何饮食安排？ ………………（109）

135. 患有心脏病的妇女在妊娠期间应注意什么？ ………（110）

136. 妊娠期间发生便秘应如何食疗？ ……………………（110）

137. 孕期并发痔疮应如何饮食安排？ ……………………（111）

138. 妊娠合并甲型肝炎时如何饮食安排？ ………………（112）

139. 乙型肝炎表面抗原携带者妊娠过程中如何饮食安排？ …（113）

140. 妊娠合并肾盂肾炎时如何饮食安排？ ………………（113）

141. 妊娠期间手术治疗的患者如何补充营养？ …………（114）

142. 妊娠期间发生食物过敏如何安排饮食？ ……………（115）

143. 妊娠期间怎样接受肠内营养支持？ …………………（115）

144. 妊娠期间怎样接受肠外营养支持？ …………………（116）

145. 如何安全进行营养支持到口服营养的过渡？ ………（117）

六、产后及哺乳期营养

146. 分娩后补充营养有何重要性？ ………………………（118）

147. 分娩后母亲有何营养需求？ …………………………（118）

148. 剖宫产的产妇应如何补充营养？ ……………………（119）

149. 产后第一餐应注意什么？ ……………………………（120）

150. "坐月子"如何保证营养充足？ ……………………（120）

151. 月子期间有哪些饮食原则？ …………………………（121）

152. 如何防止产后肥胖的发生？ …………………………（122）

153. 产后减肥需注意些什么？ ……………………………（123）

154. "坐月子"期间喝红糖粥是科学还是陋习？ ………（124）

155. 哺乳期有何营养需要？ ………………………………（125）

156. 产后哺乳期能吃盐吗？ ………………………………（126）

157. 乳母的营养要求及注意事项是什么？ ………………（126）

158. 如何为乳母提供营养？ ………………………………（127）

159. 母乳喂养有何好处？ …………………………………（128）

160. 如何提高母乳的质和量？ ……………………………（129）

161. 乳汁分泌稀少如何饮食调理？ ………………………（130）

162. 产后催乳需注意什么？ ………………………………（130）

163. 产后腰痛、足跟痛如何中医食疗？ …………………（131）

164. 生二胎时营养方面应注意什么？ ……………………（132）

七、孕产期食谱举例

1. 孕早期一周食谱举例（供参考） ……………………（135）

2. 孕中期一周食谱举例（供参考） ……………………（136）

3. 孕晚期一周食谱举例（供参考） ……………………（137）

4. 产褥期食谱举例（供参考） …………………………（138）

5. 哺乳期一周食谱举例（供参考） ……………………（139）

八、附　表

附表1　孕期推荐的每日膳食中营养素的供给量 …………（140）

附表 2 矿物质与微量元素的功用与来源 …………………………（141）

附表 3 维生素的功用与来源 ………………………………………（146）

附表 4 产热营养素的功用及来源 …………………………………（151）

附表 5 常见食物的脂肪含量（每 100 克食物）…………………（152）

附表 6 常见食物胆固醇含量（每 100 克食物）…………………（152）

附表 7 食物中嘌呤的含量（每 100 克食物）……………………（152）

附表 8 每 100 克食物钙、磷、蛋白质含量 ……………………（153）

附表 9 食物含水量（供参考）……………………………………（154）

附表 10 常见食物含钾量（每 100 克食物）………………………（155）

附表 11 食物中维生素 B_6 的含量 …………………………………（156）

附表 12 常见食物中锌含量 …………………………………………（157）

附表 13 人乳和牛乳特点比较 ………………………………………（158）

附表 14 常见食物中叶酸与维生素 B_{12} 含量 ……………………（158）

附表 15 含膳食纤维较高的常见食物（每 100 克食物中含量）………………………………………………（159）

附表 16 妊娠各期孕妇体重的增加量 ……………………………（160）

附表 17 不同活动消耗 90 千卡所需时间 …………………………（160）

妊娠与营养的关系

一

鲜艳的花朵需要丰腴的养料来培育，十月怀胎更需要充足营养的滋补。本章介绍营养对妊娠的影响，妊娠期有何独特的营养需求，以及妊娠期合理的营养配餐原则和饮食禁忌，让您初登孕期营养之门。

1. 营养对妊娠有什么重要性？

人类每天从食物中获取营养，以维持生命并为正常生理活动提供必需的营养物质和能量。妇女怀孕后，每天所吃的食物，除了维持自身机体代谢和消耗所需的营养外，还要保证胎儿的生长发育，也就是说，一个人要吃两个人的饭。胎儿的营养完全由母亲从食物中获取，因此孕妇营养的好坏，不但影响自身的健康，也直接影响胎儿的生长和脑、心等组织器官的发育。即使母亲摄入的营养物质不足，胎儿也要吸收母亲体内的钙、铁、蛋白质等营养物质，使母亲出大于入，而容易发生缺钙、缺铁、缺蛋白质等营养不良。如果母体长期处于营养不良的状态，胎儿无法摄取充足的营养，而导致发育迟缓或停止发育，甚至引起流产、早产、死产或胎儿畸形等，还有部分胎儿从出生后到儿童阶段表现为智力落后。可见，保证孕妇足够的营养，对于"优生、优育"是非常必要的。相反，有些人认为吃得越多，对孩子越好，甚至只吃大鱼大肉和昂贵的保健品，就算是营养好，结果自身体重直线上升，胎儿也长成巨大儿，引起分娩困难以及一系列并发症。过多的不均衡营养，不但影响胎儿摄取全面的营养，同时也增加了孕妇并发糖尿病、高血压、营养素缺乏的可能，花费很多，却起到相反的作用。因此孕妇应当摄入平衡而充足的营养，从孕前、孕期、产后到哺乳等，一系列过程注意营养的搭配，为宝宝创造优良的母体环境，保证其健康成长。

2. 孕妇对营养有什么要求？

妇女怀孕后，受精卵在子宫内膜着床那一刻起就开始从母体组织中吸取营养。妊娠的整个过程一般为266天左右。随着妊娠期的进展，母体的新陈代谢和全身各器官系统发生了很多变化，例如基础代谢加强，消化道蠕动降低、消化液分泌减少，容易出现消化不良和便秘，怀孕早期常有恶心、呕吐等现象，使孕妇食欲减低，进食量明显减少，就容易发生营养不良。怀孕过程中母体子宫、乳房都要增大，羊水也要增多。到了妊娠4个月时，胎盘已经完全形成，作为胎儿与母亲的联络窗口，从母体血液中获取各种营养素和氧气，并排出胎儿体内的代谢废物和二氧化碳，都需要母亲摄入充足的营养，以维持这些额外增加的需求。

孕妇的血液容量增加了，但是血红蛋白和红细胞赶不上血浆容量增长的速度，而形成"生理性贫血"，因此需要增加造血原料铁的摄入；肾脏的排出能力增强，比正常人多排出葡萄糖、氨基酸等，就需要从饮食中增加；她们对铁、钙的吸收率虽然增加了，但仍赶不上胎儿对母体索取的量，因此需要母亲从食物中增加摄入，否则就只能从母亲的骨骼或牙齿中抽出钙来供给胎儿，长期这样就会使母亲的骨头变软而患骨质软化症，严重时还会造成难产；为了保证胎儿的健康成长，孕妇还应该增加锌、碘的摄入。因此孕妇和家庭成员应在怀孕前就学习了解孕期营养生理的变化，能够在孕期加强营养，防患于未然。

3. 胎儿对营养有什么要求？

随着妊娠期的进展，胎儿逐渐发育长大，所需要的营养也逐渐增多。胎儿在子宫内生长发育，需要母体供给足够的氧气、能量与各种营养素。营养是否充足是胎儿发育的关键。如果母亲摄入营养不当，不但妨碍胎儿的正常发育，还可能引起胎儿不同程度的器官畸形。有人统计在严重缺少食物的二战期间，孕妇流产、死产、早产、胎儿畸形的发生率均较战前大大增多，也说明营养对胎儿发育的重要性。母体营养对胎儿的影响主要体现在一般发育、脑发育和胎盘发育等方面。由于脑细胞发育的过程在很多方面是不可逆的，在妊娠期间保证母体优良的营养以使胎儿脑发育正常甚至优秀显得尤为重要。母亲合理的饮食，能够促进胎儿大脑细胞数量的增加和质量的提高，并为胎儿出生后良好的智力发育提供了可能。若孕妇营养不良，胎儿脑细胞可减少到正常胎儿的80%，生出来的就可能是弱智儿，会造成终生遗憾。维护大脑细胞营养的物质有蛋白质、脂质、微量元素（如锌、铜、铁、镁、硒等）和维生素（维生素A、维生素D、维生素E、维生素C、B族维生素等），还要避免汞、镉、铅等有害元素对胎儿的危害。胎儿的骨骼发育还决定于钙、磷、维生素D，过多或过少都会影响正常发育。母体营养良好还能保证胎盘的正常发育，正常的胎盘组织保证胎儿从母体汲取营养、排除代谢产物，如果孕期营养不足，尤其伴有蛋白质、能量缺乏时，胎盘的正常代谢受到影响，胎盘细胞数目减少，重量下降及功能障碍，可能导致流产、早产及低体重儿。

 4. 孕期饮食有什么营养要点？

孕期的饮食应根据其特殊的营养特点进行安排。

（1）摄入充足的能量。从妊娠进入中期以后，对能量的需要量增

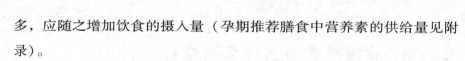

多，应随之增加饮食的摄入量（孕期推荐膳食中营养素的供给量见附录）。

（2）摄入足量的优质蛋白质。蛋白质是人体重要的营养素，参与构成胎儿的组织和器官，调节重要生理功能，增强母体的抵抗力，维持胎儿脑发育，因此应从饮食中增加肉、蛋、奶、豆类食物的摄入，保证优质蛋白质的供给。

（3）摄入适量的脂肪，以植物性油脂为主。在孕期脂肪除了供给孕妇能量外，还参与构成人体组织，尤其是提供胎儿生长发育所必需的磷脂、胆固醇。但是过多的脂肪可能产生高能量而导致孕妇肥胖，动物脂肪含有较多的饱和脂肪酸可能导致心脑血管硬化，因此应摄入适量的植物脂肪。

（4）糖类不能少。糖类作为供给能量的最主要来源，应保证其摄入占所需总能量的 50% ~ 65%，以节约蛋白质，让其发挥更佳的作用。同时糖类还是构成神经组织与细胞核的主要成分，也是心、脑等主要器官不可缺少的营养物质，具有保肝解毒的作用。

（5）维生素要适量。维生素能调节人体内的物质代谢，需要量很小，但与人体健康密切相关。怀孕时对维生素的需要量增多，应在饮食中增加摄入量。但是脂溶性维生素（维生素 A、维生素 D、维生素 E、维生素 K）摄入过多可能发生中毒，反而对胎儿不利，因此应注意适量摄入。

（6）注意合理的营养搭配，平衡膳食。孕妇的饮食必须富含各种营养素，营养合理搭配，既无不足，也不会过剩。营养不良会导致胎儿发育迟缓或流产，营养过剩也可能导致胎儿巨大及各种并发症，造成难产。合理的营养应当使饮食在质和量上都能满足孕产需要。同时注意饮食的多样化，做到粗细搭配，荤素搭配，既不偏食，也不挑食。

5. 孕期有什么饮食禁忌？

怀孕期间的饮食并非越多越好，越贵越好，一些饮食禁忌应引起重视。

（1）不宜多用补品。很多孕妇将人参、桂圆等补品当饭吃，希望让胎儿发育更好，却容易出现兴奋激动、失眠、血压升高等不良反应，严重者还会出现神经、内分泌系统功能失调，而影响胎儿生长，因此应根据个人需要适量选用，缺什么就补什么，缺多少就补多少，而不宜滥用补品。

（2）不宜多喝咖啡或含咖啡因的饮料。咖啡因可能促使心率加快、血压升高，并会破坏维生素 B_1，而导致维生素缺乏，甚至可能致畸，因此应少用或不用。

（3）忌喝烈性酒。母亲孕期喝酒可能造成婴儿畸形或者智力低下等严重后果。特别是胎儿在大脑发育最关键的前 3 个月，应绝对禁酒。

（4）不宜只吃素。孕妇需要摄取比平常更多的营养，包括蛋白质、脂肪、维生素等，如果只是吃素，将直接影响营养素的吸收和摄入量，例如铁、锌、动物优质蛋白质、牛磺酸等，可能导致胎儿营养不良，应注意避免在孕期只吃素。

（5）不宜多吃冷食。孕妇胃肠道对冷的刺激非常敏感，太多的冷食可能使胃肠道血管突然收缩，胃液分泌减少，消化功能降低，从而引起食欲不振、消化不良、甚至剧烈腹痛，影响孕妇的正常进食。还可能因此而引起上呼吸道感染。因此，为了胎儿安全，吃冷饮时应有节制。

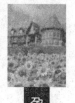
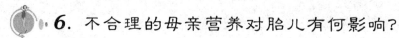

6. 不合理的母亲营养对胎儿有何影响？

每个家庭都希望有一个健康、聪明的孩子，不愿意生个多病、瘦小的孩子。胎儿的生长发育完全依赖于母体供给的营养，胎儿营养的好坏不但关系到胎儿的生长发育，而且关系着未来一生的健康。孕妇营养不良，可能造成血容量增加量减少，心搏出量、胎盘血流量、胎盘脱氧核糖核酸（DNA）含量都减少，胎儿在子宫内就发育迟缓，即使是足月产也特别瘦小，体重不够2500克，身长少于45厘米，俗称"小样儿"或"低体重儿"，这样的新生儿对传染病易感染，肾脏发育不全，体温调节功能差，碳水化合物和蛋白质代谢功能不良，很容易死亡。产妇在孕期体重增长低于7千克或大于15千克时很容易生出"小样儿"，由于很多神经的发育，肾脏和肺脏的成熟都在孕后期，因此早产儿或"小样儿"发生组织缺陷的机会也较多。孕期某些营养素的缺乏或过多，有导致婴儿先天性畸形的危险。孕早期缺乏锌或叶酸，胎儿可能发生神经管畸形，如果摄入过多的维生素A则可能导致脊柱裂和脑膨出。孩子牙齿的好坏也与孕期母体钙质的摄入量高低有关，钙摄入低则胎儿的牙齿就长不结实，幼儿期易患龋齿。孕期母体发生严重的贫血或营养不良还可能导致流产。由此看来不合理的母体营养事关宝宝的终身健康，应引起孕妇的高度重视。

7. 营养过剩对宝宝有何影响？

许多准妈妈都只考虑到胎宝宝要多吸收营养，所以一怀孕就使劲吃，各种补充剂都补充，宁滥勿缺，然而这是一种不科学的营养摄入方式。

营养过剩导致母婴超重：孕妇营养过剩的一个直接后果就是肥胖，不仅增加了妊娠期糖尿病、妊娠期高血压疾病的发生概率，不利于胎儿成长，而且孕妇在分娩时，也会有困难，产后还会使身材难以恢复，体形过肥。营养过剩还可能导致巨大儿出生，增加难产的可能性，容易出现产伤。巨大儿出生后容易出现低血糖、低血钙，而且会增加孩子心脏的负担，成年后容易患肥胖、糖尿病和心血管疾病。所以，孕妇要注意饮食，以控制胎儿的体重，膳食品种要多样化，尽可能食用天然的食物，少食高盐、高糖及刺激性食物，特别是一些高糖水果也不要多吃，最好不要增加饭量，可以多吃些辅食。

补钙过量导致胎儿异常：孕妇怀孕时，母体自身的骨密度下降，若不及时科学地补充钙质，女性容易出现骨质疏松症，而且胎儿的生长发育也需要孕妇补充钙质。但是，钙质的补充并不是越多越好。超量补钙，不仅有得肾结石和乳碱综合征的风险，还会使胎盘过早钙化、囟门早闭。孕妇要尽量从膳食中获取钙，奶制品是其最好的来源，豆制品、虾皮、紫菜中含钙也不少。缺钙孕妇可在医生指导下服用钙制剂。

维生素过量导致胎儿畸形：补充适量的维生素可以避免胎儿的一些先天性缺陷，但如果补充过量则会适得其反。研究表明孕妇若每天服用超过 1 万单位（IU）的维生素 A，则有 1/4 的概率造成胎儿畸形，如先天性心脏病以及眼、腭裂、耳的畸形，另外有 1/4 的概率造成胎儿智障。若维生素 D 补充过多（每日超过 15 毫克），容易造成孕妇的软组织钙化。

> 乳碱综合征是指因长期进食大量牛奶或钙剂，并服用大量可吸收的碱剂引起的高钙血症、碱中毒及不同程度的肾功能损害等的一组临床症候群。

一、妊娠与营养的关系

8. 孕妇营养对胎儿的智力和体格发育有何影响？

现代家庭很多父母都将孩子作为自己未来的希望，希望孩子的智力和成就能够超过自己，自然愿意从孕期就让他们的大脑获得优良发育。该如何实现这些美好的愿望呢？首先需要满足胎儿发育的营养需要。胎儿的智力发育都通过大脑和神经系统的发育来体现。应多补充维护大脑细胞营养的物质如蛋白质、类脂质、微量元素（锌、铜、铁、镁、锰、硒等）和维生素（维生素A、维生素D、维生素E、维生素C、B族维生素等），还要避免汞、镉、铅等有害元素对胎儿的危害。在人的一生中大脑的发育有两个高峰阶段，怀孕后第10~18周是第一个高峰，到了第23周，胎儿大脑细胞的数目发育完全。如果此时蛋白质和脂质的摄入不足，神经细胞的数目将大大减少。新生儿出生后第三个月是大脑发育的第二个高峰，即婴儿大脑神经细胞生长的高峰。神经细胞体积和神经突起的生长情况，对孩子将来智力的发展有很大影响。胎儿大脑的发育完全依靠母体血液带来的营养物质，因此要让孩子大脑聪明，孕妇应从怀孕初期直到产后哺乳期都摄入80克以上的蛋白质、50克以上的脂肪、9.5毫克锌、24毫克铁、370毫克镁、0.9毫克铜、230微克碘、65微克硒，这些营养元素构成各种代谢酶类，也构成大脑组织的一部分，缺少这些元素将直接影响大脑的发育。合理的营养，科学地哺育将为您的家庭带来一个新时代的"爱因斯坦"。

二

营养基础知识

为了更好地让您掌握孕期饮食安排的方法，本章向您展示丰富多彩的营养知识，让您了解膳食方式的理论基础。当然，最主要的仍是向您介绍在孕期对各种营养素的需要量以及常见食物来源的营养价值。

9. 什么叫营养，营养素主要分为几类？

随着人们生活水平的不断提高，"营养"这个词越来越多地被挂在口头。一旦您被告知"有喜"了，就会有很多人在向您祝贺的同时，让您"该增加营养了"。但具体什么是营养，很多人未必能够正确理解。所谓营养是指人类不断从外界摄取食物，经体内消化、吸收、新陈代谢来满足自身生理需要、维持身体生长发育和各种生理功能的整个过程。人从胎儿开始就必须从母体获取所需要的营养物质才能正常发育，而母亲必须从饮食中获取两个人的营养才能保证母子健康，因此更加需要"营养"，了解和懂得一些营养知识会帮助您走上健康之路。营养主要来自于每天的饮食。首先食物供给我们维持身体活动所需要的能量。就像汽车跑动需要汽油，空调送冷需要电力一样，人体也像一台机器，需要食物的营养来运转，站、走、睡觉、读书都需要食物的能量来提供；其次人体的组织和器官如骨骼、肌肉、牙齿、血液的生长发育也需要食物提供"建筑材料"，各种组织也需要不断地更新和修补，这些也需要食物提供材料；还有就是食物提供了维持正常的渗透压、酸碱平衡等一系列生理生化活动的物质，以保

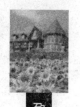

持机体健康。食物拥有这样重要的功效主要是因为食物中含有能被人体消化、吸收和利用的具有营养作用的物质，营养学上称为营养素。人体生命活动所必需的营养素包括蛋白质、脂肪、碳水化合物、维生素、矿物质、水和膳食纤维七大类。

10. 什么是营养素的"三量"？

在了解营养知识之前还应准确把握三个营养学的概念，即"三量"。

需要量是针对个人而言的，它是指维持一个人正常的生命和生理活动所需要的特定营养素的量。低于这个量，将会对身体产生不利的影响。每个正常人对每种特定营养素的需要量随各自的年龄、性别、体形、活动、生理状态、饮食习惯等的不同而不同，并可能产生很大的差异，对于个人而言，就是维持其健康所必需的。

供给量则是针对健康人群的，它是在若干个需要量的基础上，照顾到整个人群中绝大多数人的合理需要而制订的膳食标准。不同的年龄、性别、生理状态及劳动强度下的健康人群的供给量不同，例如孕妇的供给量比非妊娠健康女性的供给量高。供给量一般比需要量充裕，也可以称之为"安全量"。当摄入的营养素量低于供给量标准时，不一定就立即表现为营养不良，但被认为不够安全。由于供给量是针对健康人群设计的，所以直接套用在健康个体或患者身上是错误的，但是可作为这两者的参考。

摄入量是指某个体或某群体在某天或某段时期内，摄取各种食物中的各类营养素的实际入量，这个量也与年龄、性别、生理状态、劳动强度及膳食习惯等有关。对健康个体而言，摄入量不能低于需要量，对健康群体而言，摄入量不能低于供给量。

11. 什么是能量，哪些营养素能够产生能量？

能量在营养学中是一个非常重要的名词，正如同汽车行驶需要燃料作动力一样，人的生命活动需要能量作动力。可以这样说，没有能量就没有生命。能量的最终来源是太阳能，通过光合作用进入植物体内，并通过植物-动物-人的食物链进入人体。能量本身不是营养素，它是由食物中的三大产热营养素——蛋白质、脂肪和碳水化合物在体内经过分解代谢所释放出来的。食物释放出的能量用来维持体温和进行正常的生理活动，细胞的生长、繁殖和自我更新，营养物质的运输、代谢，废物的排除等都需要能量，即使在睡眠时，呼吸、消化、内分泌、循环系统的生命活动也需要消耗能量。脂肪的单位产能最大，每克脂肪在体内可释放约9千卡能量，蛋白质和碳水化合物则均为4千卡/克。这里所说的千卡（kcal）是能量的一个单位，国际单位为千焦耳（kJ），两者的换算关系为：1千卡＝4.18千焦耳或1千卡＝0.239千焦耳（1千卡相当于将1升水从14.5摄氏度升高到15.5摄氏度时所需的能量）。它将贯穿本书，指导您认识营养。在三大产热营养素中，脂肪和碳水化合物承担了能量提供的主要任务，这是因为蛋白质虽然也可用来供能，但由于其构成身体及组成生命活性物质（如各种酶、抗体等）的重要职责和它在体内有限的含量，使它应尽量受到保护，而不是被作为能量"燃烧"而消耗。三大产能营养素在体内氧化产能，且相互之间应有一个适当的比例，按中国人的膳食习惯和特点，碳水化合物作为最主要和最廉价的能量来源，其占总能量的比例应为50%~65%，脂肪应占20%~30%，蛋白质应占15%~20%。

12. 孕妇每天需要多少能量，主要用于什么？

人体每日消耗的能量，主要用于以下四个方面。

（1）用于维持基础代谢所消耗的能量。这部分能量用于维持基本的生命活动，如心跳、呼吸、血流、各种生理生化代谢反应等。年幼者的基础代谢比年老者高；妇女比男子高；瘦人比胖人高，孕妇比常人高。

（2）用于每日体力活动所消耗的能量。这是人体能量消耗的最主要部分。劳动强度和体重是影响能量消耗的主要因素。依据劳动强度的不同，可将体力活动分为极轻体力劳动、轻体力劳动、中等体力劳动、重体力劳动和极重体力劳动五个等级，对能量需要逐级增加；同时体重越重消耗的能量也就越多。

（3）食物特殊动力作用，即为咀嚼、吞咽、消化、吸收等摄食过程本身所需要的能量。

（4）用于高级神经活动的能量消耗，如思考问题、考试等。在妊娠早期，基础代谢与未孕时基本等同，当进入妊娠中期以后，孕妇甲状腺功能旺盛；随着胎儿的生长发育，耗氧量增大，因此基础代谢相应逐渐增加。到足月妊娠时，基础代谢能够增多20%～30%。还有因为体重的增加，活动时所消耗的能量也增多，因此孕期应增添能量的供应。从妊娠的第 4 个月开始，每日应增加能量供应 300 千卡（1255.2 千焦耳）左右。对于乳母还需加上乳汁分泌所消耗的能量 200～300 千卡。就需要增加摄入，膳食中脂肪供热占总能量的 20%～30%为宜，其余能量由糖类补足，以减少蛋白质作为供热的消耗，同时增加优质蛋白质的摄入，保证机体正氮平衡。

13. 什么是"能量平衡"，与孕期健康有何关系？

能量总是在摄入量与消耗量之间保持着一种动态平衡称为能量平衡，评价体内能量平衡的公式可表述为：能量平衡＝摄入能量-消耗能量。由此可见，当摄入能量大于消耗能量时，能量平衡表现为正平衡，即能量过剩并可在体内转化为脂肪而沉积。反之，当摄入能量小于消耗能量时，能量平衡表现为负平衡，这就是所谓"入不敷出"，这时体内储存的脂肪会被"动员"起来提供能量，体重会因此减轻。在正常情况下，我们应使能量的摄入量与消耗量大体持平。而在孕早期，因妊娠反应使孕妇恶心、呕吐、不思进食，摄入量明显低于消耗量，体重不但不长，还有可能下降，这就可能导致胎儿营养不良，影响脑细胞和神经组织的发育。而在孕中期以后，孕妇食欲改善，饮食增加，虽然需要量增多，二者仍能平衡。如果能量长期收支不平衡，首先反映为体重的变化，以后逐渐发展以致影响健康。因此，保持能量平衡、维持正常体重是有必要的。能量长期不足，体内将动员储备的糖原、脂肪直至肌肉，造成骨骼肌退化、贫血、神经衰弱、抵抗力下降。严重的能量摄入不足时，将影响正常人学习、工作及生活。对于孕妇则直接影响胎儿的健康，甚至危及母亲生命。能量摄入过多或活动量过小，剩余能量在体内转变为脂肪沉积，导致肥胖。严重者将增加机体负担，容易导致高血压、冠心病、脂肪肝、糖尿病、胆石症、痛风等很多疾病，对孕妇尤其不利，应引起足够的重视。

14. 妊娠期间如何评估每日饮食摄入的能量是多少？

能量对于孕期的健康非常重要，但是如何能够了解自己每天摄入的能量是否恰当，是多还是少呢？由于人类每天摄入的能量主要来自吃入的食物。因此，我们可以通过记录每天摄取食物的种类与数量，包括吃的所有的食物如谷类、薯类、蔬菜、水果、饮料、甜食、肉类、蛋类、豆制品、奶及奶制品类、油脂类、硬果类、零食类等。应用称量法或者估算法得出具体的数量有多少，例如1袋奶、2个苹果、1盒豆腐、1个鸡蛋等。再通过查找《食物成分表》中各种食物所产生的能量，按照所吃的量进行相加后，所得结果即为每日总的能量摄入量。《食物成分表》是我国营养学会编著的权威性标准，其中列出了各类常见食物的能量和营养成分量。为求准确，可连续计算3天或5天的能量（最好包含一天的节假日）摄入数值，然后求其平均值。注意应避开赴宴或喜庆日"改善生活"等特殊情况，而使计算结果尽量反映您通常的营养摄入状况。还可以通过回顾食物摄入的频度来估计食物的能量，比如1周吃几次鱼、几次鸡，一家人有几口人经常在一起吃饭，家中的10斤油能够吃多少天等，估算出您实际摄入的能量。这些方法都相对比较复杂，您也可以在准备受孕前，就去医院的营养门诊进行咨询，了解自己平时吃饭所摄取的能量大约有多少以及怀孕后应在各期摄入多少能量，就可以保证孕期能量平衡。

15. 什么是中国居民膳食指南？

随着国民经济的发展，人民的生活水平有了很大的提高，大多数人们目前的生活标准已不是"吃饱"，而是要"吃好"。"吃好"从营养的观点来讲，就是要做到膳食调配合理，使各种营养素之间保持一定量的平衡，以利于它们在人体的吸收利用。为了让每个居民都知道如何获得合理的营养，1997年中国营养学会提出了《中国居民膳食指南》，其主要内容有八条：食物多样，谷类为主；多吃蔬菜、水果和薯类；每天吃奶类、豆类或豆制品；经常吃适量的鱼、禽、蛋、瘦肉，少吃肥肉或荤油；食量与体力活动要平衡，保持适宜体重；吃清淡少盐的膳食；如饮酒应适量；吃清洁卫生、不变质的食物。膳食指南这八条要求是获得健康的前提，其核心可概括为"平衡膳食，合理营养，促进健康"。由于孕期营养的特殊性，作为孕产妇更应当尽可能遵守平衡膳食的原则，合理安排一日三餐，再结合孕期的特点，就能够得到合理、充足的营养，增强体质，促进胎儿的生长，保证孕妇的健康。

16. 什么是平衡膳食？

　　《中国居民膳食指南》原则的核心是平衡膳食，全面了解其内容可以帮助理解健康饮食的含义。平衡膳食的内容可概括为几个字：全面、均衡、适度。所谓"全面"，即指食物应多样化，食物种类越广泛越好，这是构成平衡膳食的基础。我们已经知道营养素划分为七大类，四十多个小类，而单靠一种或少量几种食物不能提供人体所需的全部营养素，例如鸡蛋是一种营养比较全面的食物，含有丰富的优质蛋白质、卵磷脂、胆固醇、维生素 B 等，但是含维生素 C 和膳食纤维极少，如果单纯吃鸡蛋就不能获得充足的营养，但如果吃西红柿炒鸡蛋就能够补充这些不足，达到全面的营养，这就是平衡膳食的一个简单例子。因此要求人们的食谱尽可能广泛，每日摄取食物的种类应尽可能地多。根据食物的营养成分不同，可以将其分为 5 大类：第 1 类为谷薯类，如米、面、玉米、红薯等，主要含有碳水化合物、蛋白质和 B 族维生素，是人体最经济的能量来源。第 2 类是蔬菜水果类，富含维生素、矿物质及膳食纤维，对人体健康起重要作用。第 3 类是动物性食物，如肉、蛋、鱼、禽、奶等，主要为人体提供蛋白质、脂肪和矿物质。第 4 类是大豆及其制品，如豆腐、豆腐干等，含有丰富的蛋白质、无机盐和维生素。第 5 类是纯能量食物，如糖、酒、油脂、硬果类食物，能够为人体提供能量。每日选用这 5 大类食物，每天保证约 30 种食物，就达到平衡膳食的基础。

　　所谓"均衡"，就是指各种食物数量间的比例应合理，即应达到最接近人体吸收并可维持生理健康的模式。

　　所谓"适度"，是指各种食物的摄入量要与人体的需要相吻合。过多或过少，都会影响人体的健康。营养学中最常用"膳食金字塔"来表明平衡膳食。金字塔由四层组成，第 1 层是谷类食物，如米饭、馒头、薯类等，这是塔底，表明应是每天吃得最多的食物。第 2 层是蔬菜和水果，每天也要多吃，在膳食中应仅次于主食。第3层由肉、蛋、奶、家禽、鱼和豆腐构成，每天应吃得适量，但比蔬菜、水果要少。第4层是纯能量食物，这是塔尖，每天吃的量应该最少。食物金字塔告诉我们选择食物的科学比例，并且要求保证品种多样化，将各类食物搭配着吃，才能达到平衡膳食。

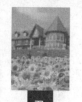

17. 孕妇应如何安排平衡的膳食？

平衡膳食为胎儿的正常发育提供了基础。您应按照孕妇能量和营养素的膳食供给标准来选择食物的种类和数量，组成孕妇的平衡膳食。每日由充足的谷薯类保证膳食中的能量、B族维生素的供给，由适量的畜禽肉、水产品、蛋及动物内脏提供充足的优质蛋白质、脂肪、维生素A以及重要的微量元素和无机盐。由蔬菜、水果提供维生素和无机盐及膳食纤维，但是此类食物供能较少。大豆及制品中含有丰富的蛋白质和必需氨基酸，还能提供钙和维生素B_1，但由于大豆中同时含有一些影响蛋白质吸收的物质，应通过加热或发酵将其破坏后再食用，就可以发挥其优势了。奶及奶制品因其优质的蛋白质，含丰富易吸收的钙质而对孕妇有非常重要的作用，提倡每日摄入500~750毫升奶类，经乳酸杆菌发酵后的酸奶，其钙的利用率更高，而且有助于改善孕妇的消化功能，应提倡选用。对于食用油脂以及纯糖的食物应适量摄入，过多则容易导致能量超标。安排平衡膳食还应注意食物的多元化，根据季节的不同配制饮食。更为重要的一点是要照顾到孕妇个人的饮食习惯，在不违反平衡营养的前提下，选用其喜爱的食物和口味，提高进餐的兴趣。需要注意的是，平衡膳食中并没有将营养滋补品或保健品列入每日必选的食物，因为它们大多并不是人体所必需的，而通过合理的膳食也能够达到滋补的目的，所以不要盲目地食用保健品甚至以其为饮食的主要部分。最好的办法是购买各种天然的营养丰富的食物，从每日三餐中得到孕期所需要的营养。

18. 什么是蛋白质，有什么重要功能？

提起蛋白质，很多人将它与鸡蛋白（蛋清）相混淆。其实蛋白质是一种含氮的高分子有机化合物，它存在于一切动植物体和一切生物体中，可以说蛋白质是生命的物质基础，没有蛋白质就没有生命。人体内存在着数以百计的各种蛋白质，发挥着重要的生理功能。

（1）蛋白质能够促进生长发育和修补组织。人体组织是由细胞构成的，这些细胞要不断更新，就要求蛋白质不断地提供更新的"原材料"，因此人体每天需要合成蛋白质 70 克以上，如果不能满足需要，则体重逐渐下降，生长发育停滞。

（2）调节人体的生理功能。人体的新陈代谢活动需要酶做催化剂，如果没有酶参与反应，生命活动就无法进行；人体内的很多激素，如胰岛素、生长激素、肾上腺素等对机体的生长发育起非常重要的作用；血液中的抗体能够抵抗外来细菌、病毒的侵害。这些酶、激素、抗体都是由蛋白质或其衍生物构成的，因此蛋白质有调节生理功能的作用。

（3）蛋白质是遗传基因的主要物质基础。在遗传中占据重要地位的核蛋白、核糖核酸（RNA）、脱氧核糖核酸（DNA）等都是由蛋白质参与合成。

（4）调节水盐代谢和酸碱平衡。蛋白质负责使细胞间液进入血液系统，使血液进入小血管而给细胞提供营养。当人体极度缺乏蛋白质时，水就不能回到血管，而存留于细胞间液，因此出现水肿。

（5）蛋白质还具有解毒、运输营养物质的作用。很多营养素如铁、维生素 E 等都是以蛋白质为载体进入人体的，当蛋白质缺乏时，这些营养素的吸收和运转将减少。

（6）供给一定的能量。每克蛋白质在体内氧化分解时产生 4 千卡能量，但是在膳食中应尽可能依靠糖类和脂肪提供能量，以"保护"

蛋白质，扬长避短，让它发挥其更重要的作用。

19. 孕妇对蛋白质的需要量有多少，应如何选择食物？

为了满足母体、胎盘和胎儿生长的需要，孕期对蛋白质的需要量增加。如果在孕期蛋白质供给不足则容易影响胎儿的身体和智力发育，也会增加发生妊娠期贫血、营养不良性水肿、妊娠毒血症的危险。根据母体和胎儿发育所需，整个怀孕期在体内约保留1000克蛋白质，其中一半留在胎儿，其余分布于胎盘、子宫、羊水、乳腺和母体血液中。1000克蛋白质按照280天的孕期，约在前3个月每天增加1克，孕中期3个月每天增加4克，后期3个月每天为6克。如果将个体差异估计在内，再加上尿中排出的氨基酸量和体内代谢的消耗，建议孕妇在孕中期每日增加蛋白质15克，孕后期每天增加30克。此外，按照蛋白质的来源可以分为植物性与动物性蛋白质两大类，植物性蛋白质主要来源于豆类、硬果类、谷薯类食物。动物性蛋白质主要来源于畜禽肉、水产品、鲜乳类、蛋类。对于孕妇来说，动物类蛋白和豆类蛋白占每日蛋白质总摄入量的50%以上。大豆含蛋白质极高为35%~40%，是同等重量猪肉所含蛋白质的2倍，鸡蛋所含蛋白质的3倍，牛奶所含蛋白质的12倍，而且氨基酸的组成好，富含粮食中较为缺乏的赖氨酸，可以弥补我国以粮食为主膳食的不足，同时含脂肪很低，并能降低血清胆固醇和三酰甘油的含量，因此大豆有"植物肉""绿色乳牛"之美誉。建议孕期多摄入豆制品，补充蛋白质，而不要一味选择含脂肪量较高的动物类食物。

20. 什么是氨基酸，对健康有何帮助？

氨基酸是组成蛋白质的基本单位，二十多种氨基酸的联合作用构成了蛋白质的主要生理功能。有些氨基酸不能在人体内合成，而必须从食物中获取，被称为必需氨基酸，它们是异亮氨酸、亮氨酸、赖氨酸、蛋氨酸、苯丙氨酸、苏氨酸、色氨酸、缬氨酸，共 8 种，此外组氨酸对婴幼儿来说也是必需氨基酸，其他的氨基酸在人体内可以合成，不一定非由食物供给，称为非必需氨基酸。人体细胞蛋白质的氨基酸组成都有一定的比例，当食物中提供的氨基酸比例与人体自身氨基酸比例越接近，在人体的利用率就越高。如果某一种氨基酸不足，就可能无法顺利合成蛋白质而不能发挥生理作用。因此各种必需氨基酸不但要数量足而且比例要适当，才能最高效地合成蛋白质。例如鸡蛋的蛋白质中必需氨基酸的比值与人体需要的模式很接近，营养价值就高，而谷类蛋白质缺乏赖氨酸，其营养价值就较低，由此就产生了合理搭配食物的问题。由于不同食物蛋白质所含氨基酸的种类、数量和相互间的比值不同，例如谷类中含赖氨酸较少，而豆类中含赖氨酸丰富，将这两类食物混合食用，做成杂合面（90%玉米面和10%黄豆粉），其所含的氨基酸就能互相取长补短，使氨基酸比例更适合人体需要，从而提高了营养价值，这称为蛋白质互补作用。我们平日所吃的腊八粥、豆沙包、素什锦、水饺、包子等都是互补作用的良好范例。

21. 什么是脂肪，脂肪是"体形杀手"吗？

提起脂肪，所有致力于保持优美体形的女士们都会"谈油色变"，认为这是苗条的大敌，称为"体形杀手"。其实脂肪也是人体所必需的营养素之一。脂肪包括脂和油，在常温下呈固态的叫脂，呈液态的叫油，后者在食物中最常见。还有一些与油脂结构类似的化合物叫类脂，包括磷脂、糖脂、胆固醇、脂蛋白等，受食物脂肪含量的影响较小。脂肪是人体非常重要的营养物质，它是产生能量最多的营养素，1 克脂肪在体内氧化可产生 9 千卡能量，比蛋白质和碳水化合物所产

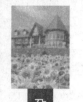

生的能量高 1 倍多。脂肪还是构成人体器官和组织的重要部分。脂肪作为热的不良导体，皮下脂肪能够防止体热散失，还能阻止外热传到体内，有助于维持体温的恒定，并且保护和固定内脏器官不受损伤。脂肪还是脂溶性维生素的良好溶剂，可促进它们的吸收。脂肪摄取不足可能导致脂溶性维生素的缺乏。还有，脂肪能为人们带来餐桌的美味，产生特殊的香味促进您的食欲。因此脂肪在食谱中必不可少。

在结构上，脂肪由甘油和脂肪酸构成，根据脂肪酸结构的不同可以分为饱和脂肪酸、单不饱和脂肪酸、多不饱和脂肪酸三类。营养学家又把人体所必需但是体内不能自行合成，而必须从食物中摄取的脂肪酸称为必需脂肪酸，如亚油酸。必需脂肪酸有促进胆固醇代谢的作用，能够防止脂质在肝脏和动脉管壁的沉积，预防心血管疾病。日常食用的植物油，如豆油、花生油、玉米油以及花生、核桃、瓜子等坚果中都含有丰富的必需脂肪酸。

22. 孕妇对脂肪的需要量有多少？

脂肪的重要生理作用决定了孕妇维持本身健康需要一定量的脂肪。胎儿各器官、各组织的发生、发育都需要磷脂与胆固醇。而胎儿体内脂肪的增长，要到妊娠中期以后才开始。在妊娠的最后 2 个月中，胎儿皮下脂肪开始大量蓄积，从 20 克剧增至 350 克；体内深部的脂肪由 10 克增长到 80 克左右。足月新生儿体重的 13%～16% 为脂肪组织。显然胎儿越到妊娠晚期越需要充足的脂肪。这只有靠母亲在孕后期增加膳食脂肪的摄入，而不能认为脂肪越少越好。膳食脂肪的供给量以占膳食总能量的比例为标准，我国规定成人膳食中脂肪提供的能量占总能量的 20%～30%。随着人们生活水平的提高，脂肪的摄入量日益增多而逐渐超过了人体对能量的需要，并使过多的能量转化为脂肪在体内存积，应对这种现象予以重视。很多孕妇在孕早期就摄入高能量高脂肪，结果体重增长很快，可是胎儿却比正常发育的孩子小，说明体重都化作脂肪长在母体身上了。因此每天脂肪的摄入应当适量，既不要过少，不能满足胎儿的需要；也不要过量，使母体肥胖而影响产后的健康，体形无法恢复。

 23. 脂肪都藏在哪里？

很多孕妇都认为只有烹调用油才是膳食脂肪的唯一来源，因此炒菜少用油就算是限制脂肪了。其实日常食用的很多食物中都含有脂肪。根据它们存在的方式，可以粗略分为看得见的脂肪和看不见的脂肪两大类，前者是指从人们感官上就知道含油多的食物，如动物油、花生油、豆油、橄榄油以及动物外皮如鸡皮、鸭皮等食物，很容易就避免过多摄入。看不见的脂肪，顾名思义，不容易为人所注意，例如肉类、蛋类、奶制品、动物内脏、豆制品、还有硬果类食物，如花生、瓜子、核桃、杏仁、开心果、松子等均含有较多量的脂肪。虽然谷类、蔬菜、水果中也含有微量的脂肪，但由于它们日常食用量较大，如果过多食入也会带来超量脂肪。这些看不见的脂肪恰恰是人们容易过量食入的，肥胖也会由此而来。例如 15 粒花生米、30 颗瓜子或 2 个核桃等都基本上相当于 10 克纯油脂（约 1 勺油）的含脂量。摄入脂肪过多会引起高血脂、肥胖等疾患，因此避免摄入过多脂肪已经成为人们普遍关注的问题。此外，如果单纯由碳水化合物提供过高的能量，超过身体的需要，也会转化为内源性脂肪在体内蓄积。需要留意的是，不但炒菜要少放油，还要特别注意那些隐藏起来的脂肪。我们建议在孕期增加食物中植物性来源的脂肪，如大豆、芝麻、油菜籽、核桃、花生等，不但不含胆固醇，而且能够抑制小肠吸收来自动物性食物所含的胆固醇，同时含有丰富的必需脂肪酸，有保护心、脑血管的作用。

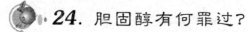

24. 胆固醇有何罪过？

长期以来，胆固醇蒙受了"不白之冤"。由于医学上有高胆固醇血症这种疾病，也使很多人把胆固醇看做危害人类健康的"元凶"。因此不少人要和它划清界限，采取了少吃为妙、不吃更好的策略。每次吃鸡蛋时就将蛋黄抛掉，说其中含有太多的胆固醇。其实，胆固醇也是人体所必需的营养物质，它有内、外两个来源：内是由肝脏自身合成，占绝大多数；外是由食物供给，占较少的部分。在完全没有食物供给的情况下，肝脏每天大约合成 1 克胆固醇。如果由食物供给一部分胆固醇，肝脏合成的量就相应减少，借以维持体内胆固醇的动态平衡。胆固醇在体内是构成细胞的主要成分，还是合成类固醇激素和维生素 D 的原料，对于防治儿童佝偻病有一定作用。对于冠心病，也不是所有的胆固醇都有害。血液中有一种高密度脂蛋白胆固醇就可以清除血管壁上的胆固醇，有疏通血管、预防冠心病的作用。长期过量摄入胆固醇有害健康，已为世人皆知。而胆固醇摄入量过低同样也会危害健康。甚至有科学家报道血中的胆固醇含量越低，结肠癌的患病率和死亡率就越高。此外，含胆固醇的食物都是动物性食物，大多含有优质蛋白质，如果过分限制胆固醇的摄入，同时也会限制了膳食中优质蛋白质的摄入，而影响机体健康。因此孕妇应摄入适量的胆固醇，按照我国目前的膳食结构，每日由食物中摄取的胆固醇不超过300 毫克就可以了。

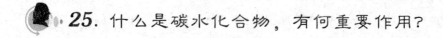

25. 什么是碳水化合物，有何重要作用？

碳水化合物，又称糖类，是由碳、氢、氧三种元素组成的。人类的主食如米、麦、玉米和高粱中，约含有 80% 的淀粉。淀粉经过胃中消化酶的作用分解为葡萄糖后，由肠道吸收入血，再传送到全身各组织和细胞。葡萄糖在体内可以发生以下三种代谢变化。

（1）在细胞内与氧化合（氧化），生成二氧化碳和水排出体外，并放出能量以供身体利用。这是人类最经济最主要的能量来源，占人体所消耗能量的 60%，其中一部分能量用以维持体温，另一部分储存在一种特殊的化合物——三磷酸腺苷（ATP）中，然后组织再从三磷酸腺苷中获得所需要的能量，进行各种生理活动，例如心脏跳动、肌肉收缩等。更为重要的是神经系统只能利用葡萄糖作能源，所以当人摄入能量过少导致血糖过低就可能发生昏迷、休克甚至死亡。

（2）碳水化合物也是构成机体组织的主要成分，并参与机体新陈代谢过程。在细胞内可以转变为其他物质，例如脂肪、胆固醇等。

（3）在细胞中转变为糖原储存起来，其中以肝糖原和肌糖原为主，储存的糖原又可分解成葡萄糖入血，以供给组织细胞利用。

（4）碳水化合物还具有保肝解毒和对抗产生酮体的作用。因此，碳水化合物也是人体必需的营养素之一，它的作用是蛋白质、脂肪所不能完全代替的。

26. 孕妇对碳水化合物的需要量有多少，主要来源有哪些？

不少孕妇在妊娠期间非常愿意讲究营养，希望自己和孩子都能保持最佳的营养状态。但是很多孕妇并不懂得如何获得合理的营养，她们尽量多吃鸡、鸭、鱼、肉，而蔬菜、水果吃得很少，尤其是很少吃粮食，甚至每天每餐只吃 50~100 克（1~2 两）主食。这样的膳食组合并不能达到孕期理想的营养要求。须知人类每天都需要充足的能量，而糖类作为供给能量的最主要来源。如果糖类摄入不足，组织细胞就只能氧化脂肪、蛋白质来获得人体必需的能量。虽然脂肪也是组织细胞的燃料，但是在肝脏中，脂肪的氧化不彻底，代谢产生的中间产物叫酮体。如果每天的能量多数由脂肪供给则可能导致血中的酮体堆积，甚至发生酮症酸中毒，将影响胎儿的生命安全。蛋白质在体内氧化代谢生成二氧化碳和水，其中间产物有氨的生成，如果蛋白质氧化过多，将会增加肝脏的负担。因此孕妇应保证由糖类提供总能量的50%~65%，无论粗粮还是细粮，每天应保证摄入总量达到300~400克（6~8两）。糖类在自然界中含量丰富，随处可得。常见的谷类（含糖类70%~75%）、薯类（含糖类20%~25%）、大豆以外的干豆类（如绿豆、红豆等）所含的碳水化合物主要以淀粉形式存在。水果中碳水化合物多以双糖、单糖及果胶、纤维素形式存在；蔬菜主要含膳食纤维较多。蔗糖等纯糖摄取后迅速吸收，容易以脂肪形式贮存，一般认为纯糖摄入量不宜过多，许多研究表明，龋齿、肥胖、心血管病、糖尿病等，都可能与摄入蔗糖过多有关，因此孕妇每天摄入纯糖不能超过总能量的10%。

27. 碳水化合物的主要分类是什么？

碳水化合物按照其结构可分为单糖、双糖和多糖。

（1）单糖，是最简单的碳水化合物，常见的有葡萄糖、果糖、半乳糖。具有甜味，易溶于水，可以不经过消化液的作用，直接被人体所吸收和利用。

（2）双糖，由两个分子的单糖结合在一起，再脱去一分子的水后合成。常见的有蔗糖、麦芽糖、乳糖等，易溶于水，经机体分解为单糖后可以被吸收利用。有些成人的消化道中缺乏分解乳糖的酶，因而食用乳糖过量后不易消化，往往出现胀气、腹泻等症状。

（3）多糖，由数百乃至数千个葡萄糖分子组成，常见的淀粉、糊精属于此类，没有甜味，不易溶于水，经消化酶作用可分解为单糖，如葡萄糖、果糖、半乳糖等。在血液中的葡萄糖，是碳水化合物在体内的主要运输形式。还有一类多糖，包括纤维素、半纤维素、木质素、果胶等，它们不能被人体消化吸收，在肠道内形成废渣，被排出体外，但是它们对人体有很重要的功能（具体情况详见膳食纤维章节）。

28. 如何选择低脂肪、低糖类的食物？

孕晚期，为预防妊娠期糖尿病、妊娠期高血压疾病的发生，孕妈妈应平衡饮食，合理控制脂肪和糖类食物的摄入。孕妈妈要按标准计划当日主食，减少高脂肪、高能量食物的摄入量。

高脂高糖的食物主要包括肥肉、肉汤、荤油、芝麻酱、花生酱、沙拉酱、精制糖类、甜点、奶油蛋糕、甜饮料、各类包装食品等。因此孕妈妈可以选择如去皮的鸡鸭肉、鱼类、虾、里脊等脂肪含量低的瘦肉、蛋类和牛奶等。另外，芋头、玉米、扁豆、苦瓜、西芹、鸡肉、圆白菜等也是不错的选择。

29. 什么是维生素，如何进行分类？

维生素是人体所必需的一类有机物质，它不能由机体自身合成而必须由食物供给。虽然它既不供给能量也不构成机体组织，而且它在食物中含量极少，人体只需要几十毫克或几十微克就能满足需要，但是它却十分重要，绝不能缺少，缺少了任何一种都可能引起疾病。因此科学家把它命名为维生素。顾名思义，是维持生命的要素。维生素的种类很多，在饮食中有 20 多种，按照溶解性质可分为两大类，一类是能溶解于水的称为水溶性维生素，包括维生素 C 和所有的 B 族维生素；另一类是不溶于水而溶于脂肪的叫脂溶性维生素，包括维生素 A、维生素 D、维生素 E、维生素 K。水溶性维生素进入机体后极少在体内贮存，并很快随尿液排出体外，因此必须每天由食物提供，如果摄取不足则很容易出现缺乏症状，相反，若供给量比较大，它也会很快随尿液排出体外而不会引起中毒。脂溶性维生素进入机体后，如有多余，就储存在人体内脂肪组织内，少量的可随胆汁的分泌排出体外。由于在体内可以有一定的"存货"，所以不容易出现缺乏症。当胆道梗阻、长期腹泻或脂类吸收不良时，脂溶性维生素的吸收也大为减少，容易缺乏。然而，过量摄入脂溶性维生素，常在体内蓄积，并可能引起中毒。

30. 维生素与妊娠有何关系？

维生素对人体有非常重要的生理作用，对于孕期的妇女就更显其"维持生命"的效用了。未怀孕时，机体对维生素的需要量较少，一般可以从食物中就获得满足。怀孕后，尤其是妊娠的中、晚期，对能量、糖类、蛋白质以及参加各种营养素代谢的各种维生素的需要量也随之增加，是正常人的一倍多。此外，孕妇的肝脏因受类固醇激素影响而对维生素的利用率降低，而胎儿的生长发育又有额外的需要，因此，在孕期必须增加维生素的摄入。母亲的肝脏可以储存脂溶性维生素如维生素 A、维生素 E 等，就像善于敛财治家的主妇们手中的钞票，不见得每天都要由食物供给，当血液中维生素浓度降低时，再从肝脏中释放以供给母体和胎儿。但是水溶性维生素，如 B 族维生素、维生素 C 等则像不善持家的主妇，手中的"钞票"在身上存留极短，如果摄入不足或者发生吸收利用的障碍，就很容易引起维生素的缺乏而影响胎儿甚至新生儿的生长发育。例如孕妇膳食缺乏维生素 C 时，可能导致新生儿患贫血或坏血病。不过，维生素可不是补药，如果服用过多，则需要机体将多余的维生素排出体外，否则会增加机体的负担，甚至有害，尤其是脂溶性维生素 A、维生素 D，摄入过多，可能导致中毒，严重影响胎儿的发育。因此，孕期要求增加维生素摄入，但必须适量，过量或不足都对人体不利。

31. 孕妇对维生素A有何需要，主要食物来源有哪些？

维生素A也称视黄醇，在人体视觉的形成中发挥着重要作用，它参与视网膜内视紫红质的合成，如果维生素A不足，则导致暗适应功能下降，严重时可能导致夜盲症，人们在夜间就看不清四周的东西。维生素A还能促进上皮细胞的生长和分化，母亲缺乏了会出现皮肤变厚、干燥，婴幼儿缺乏容易患腹泻和呼吸道感染。维生素A还是正常骨骼发育所必需的，缺乏会导致胎儿骨骼中的骨质向外增生而损伤邻近神经组织。此外缺乏维生素A还可能使人体对传染病的抵抗力降低，对于儿童则可能影响生长、生殖功能。维生素A主要存在于动物性食物中，动物肝脏、鱼肝油、鱼子、全奶及全奶制品、蛋类中含量较高。在植物性蔬菜中虽然不含维生素A，但含有的β-胡萝卜素，在人体内也可以转化为维生素A，因此被称为维生素A原。在绿色蔬菜和黄色蔬菜以及水果，如菠菜、韭菜、豌豆苗、苜蓿、青椒、红薯、胡萝卜、南瓜、杏、芒果中含胡萝卜素较多。胡萝卜素是脂溶性的，与油脂同食就更能促进它的吸收，例如吃炒胡萝卜丝就比生吃胡萝卜容易吸收。大约每6微克β-胡萝卜素在体内可转化为1微克的维生素A，有时在营养品的标签上维生素A的单位用国际单位（IU）表示，1IU的维生素A等于0.3微克维生素A。需要注意的是，维生素A是脂溶性维生素，如果长期过量摄入，可能在体内蓄积引起中毒。中毒的主要症状有厌食、体重不长、头发脱落、皮肤瘙痒、肝脾肿大等。有些孕妇愿意口服鱼肝油来补充维生素A，但是如果不慎过量食用，可能会引起胎儿先天性畸形，因此要特别注意。还有报道因孕期过量摄入动物肝脏也可能导致维生素A中毒。我国建议孕妇维生素A的摄入量为每日770微克，乳母为1300微克。

32. 维生素 D 是怎样强身壮骨的?

维生素 D 主要包括维生素 D_2 和维生素 D_3 两种。酵母菌或麦角固醇经紫外线照射后生成维生素 D_2,人体皮肤中含有的 7-脱氢胆固醇经紫外光照射后可生成维生素 D_3,因此多晒太阳,保证足够的紫外线照射,是维生素 D 的最好来源,即使膳食中没有足够的维生素 D,也不容易缺乏。维生素 D 能够促进膳食中钙磷的吸收和骨骼的钙化,缺少它就会患佝偻病或骨软化病。孕期缺钙或维生素 D,可能导致婴幼儿得佝偻病而影响发育。孕妇、乳母对于维生素 D 的需要量大大增加,如果补充不足,很容易患骨质软化症,初期表现为在腰背部、下肢不定期的疼痛,严重时为骨骼钙化不全引起的骨软化、皮质变薄、骨痛、容易发生骨折等现象。对于孕妇来说,单纯靠晒太阳获取维生素 D 是不够的,尤其是孕期在冬季的孕妇,需要注意饮食的补充,多选择维生素 D 丰富的食物,如海鱼、动物肝脏、蛋黄等,以及强化了维生素 A、维生素 D 的鱼肝油、奶制品或钙制剂等,同时注意摄取充足的钙质。必要时可以在医生的指导下应用维生素 D 制剂进行治疗。作为脂溶性维生素的一种,仍要注意防止维生素 D 摄入量过多导致的中毒。由于缺乏营养知识或误听厂家的广告宣传,不遵医嘱过量服用甚至注射大剂量维生素 D 可能引起中毒,主要表现为低热、恶心、呕吐、多饮、多尿、头痛、嗜睡、生长缓慢、胎儿发育异常等,严重者可能导致肝、肾、心血管组织的钙化,带来严重的后果。1 国际单位(IU)维生素 D_3 相当于 0.025 微克的纯维生素 D_3。我国规定孕期每日应摄入 10 微克(400IU)维生素 D。一般认为长期每日摄入 2000IU 的维生素 D 就可能中毒。

33. 维生素 E 对生育有何影响?

维生素 E 又称生育酚,因为最早发现它与精子的生成和繁殖能力有关，故此得名。但是近来的研究表明维生素 E 的功能远不止此。人们发现维生素 E 是一种非常强的抗氧化剂，能够抑制脂肪酸的氧化，减少脂褐质（老年斑）的形成，并保护细胞免受自由基的损害，因此具有延缓衰老的作用。成人适当增加维生素 E 的摄入有利于维持健康。维生素 E 在光照及热、碱和铁等微量元素存在的情况下容易氧化。食物中的维生素 E 在一般烹调情况下，损失不多，但在高温加热时常使其活性降低。在自然界中广泛存在着多种维生素 E，其主要来源为植物油、豆油、菜籽油、芝麻油、玉米油等，它们的含量都在 50~93 毫克/100 克，还有硬果类食物如核桃、葵花子、南瓜子、松子、榛子等的含量也很丰富，一般为 30 毫克/100 克左右，菌藻类食物如发菜、猴头菇、木耳中含量较多。动物类食物以蛋黄、蛤类、贝类中含量较高，在 10 毫克/100 克以上。由于目前我国居民烹调用油主要以植物油为主，因此不容易缺乏维生素 E，但对于孕产妇来说，应增加维生素 E 的摄入，建议每天在 14 毫克左右。

34. 孕妇对维生素 K 有何需要，主要食物来源有哪些？

维生素 K 是荷兰专家 Danish 于 1934 年首先发现的一种脂溶性维生素，化学结构属于一种醌类化学物质，其中维生素 K_1 在绿叶植物中天然存在，维生素 K_2 存在于动物性食物。天然形式的维生素 K 在体内主要储存于肝脏。维生素 K 的最主要功能是具有凝血作用，它参与很多凝血机制的调节。如果孕妇缺乏维生素 K 可能导致新生儿颅内出血，而发生生命危险。此外，母乳中维生素 K 的含量很低，在出生后完全母乳喂养的阶段，很容易发生维生素 K 缺乏，因此在哺乳期应注意补充维生素 K。但需要注意的是，对出血的新生儿补充维生素 K 时必须在医生的监护下进行，防止剂量过大导致维生素 K 中毒。近年来的科学研究还发现，在骨骼中有一些与骨质形成有关的蛋白质，受到维生素 K 的调节，如果缺乏维生素 K，可能导致孕期骨质疏松症或骨软化症的发生。成人维生素 K 一部分由肠道微生物分解代谢产生，一部分来自于食物，在绿叶蔬菜、绿茶、动物肝脏中都含有丰富的维生素 K，因此常吃绿叶蔬菜的人就可以满足每日的需要。

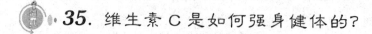

35. 维生素 C 是如何强身健体的？

维生素 C 可能是人们最常听说的维生素了。它是白色有酸味的物质，由于它具有防治坏血病的功效，又被称为抗坏血酸。所谓坏血病是由于缺乏维生素 C 而引起全身性出血的一种疾病，典型的成人坏血病表现为困倦、易疲劳、皮肤干燥、毛囊角化、毛囊周围出血，牙齿松动甚至脱落，皮下出血、出现紫斑，肌肉关节疼痛。严重者可能出现内脏出血、有血尿、黑便，甚至死亡。在早期的人类航海史上，曾发生过多起因维生素 C 缺乏而失败的惨痛教训。随着人们对于维生素 C 功效的了解，近年来典型的坏血病已很罕见。只有非典型的潜伏性坏血病，它的症状主要表现为容易困倦、疲劳、牙龈出血。人类由于缺乏合成维生素 C 的酶，因此必须由食物供给。维生素 C 在消化道中可以全部被吸收，但当摄入量过多超过 100 毫克，则吸收率下降，未被吸收的维生素 C 由尿液排出。维生素 C（抗坏血酸）主要功能是对酶系统的保护、调节、促进催化，同时是一种强抗氧化剂，在体内防止过氧化作用。在婴幼儿牙齿形成期缺乏维生素 C 可能导致牙质不能正常形成，而使牙齿容易损伤并产生龋齿。维生素 C 在体内还协助铁、钙的吸收以及叶酸的利用。此外维生素 C 在预防动脉粥样硬化，降低胆固醇中发挥重要作用。孕初期严重缺乏维生素 C 会导致流产。维生素 C 是人体需要量最大的一种维生素，成人每日供给 100 毫克则能够满足需要，孕妇在此基础上需要再增加 15 毫克，乳母需要增加50 毫克。含维生素 C 最多的食物是新鲜蔬菜和水果。青菜、韭菜、雪里蕻、菠菜、芹菜、花椰菜、柿子椒等绿色蔬菜以及柑橘、山楂等水果都含有丰富的维生素 C。红枣、酸枣、苋菜、猕猴桃、沙棘等含量更高，有的甚至 100 克中含量超过 100 毫克。

36. 维生素 B_1 是怎样防治 "脚气病" 的？

维生素 B_1 又叫硫胺素或抗神经炎因子，人体每天摄入 1~2 毫克就能满足需要，但如果供给不足将给人体健康带来很大的影响，最严重的表现是 "脚气病"。这种疾病与百姓常见的 "脚气" 或 "脚癣" 是完全不同的两种疾病，这种由于维生素 B_1 供给不足所引起的缺乏病，比 "脚气" 可严重多了。成人患脚气病首先出现体弱、易疲倦，然后表现为头痛、失眠、眩晕、食欲不振、消化不良等症状，此时如果不补充维生素 B_1 就可能继续发展为三种类型的脚气病。干性脚气病表现为肢端麻痹或功能障碍等多发性神经炎症状；湿性脚气病主要表现为心力衰竭、肺水肿等症状；婴儿脚气病，多发生于产后 2~5 个月龄的婴儿，且多是维生素 B_1 缺乏的乳母所喂养的婴儿，其发病突然，病情急，表现为呕吐、兴奋、呼吸急促甚至死亡。孕妇缺乏维生素 B_1 可能导致新生儿致命性青紫症状，吮吸无力，嗜睡，如果诊断及时，给予维生素治疗，可以迅速缓解病情。其实，维生素 B_1 的食物来源非常丰富，粮谷类、薯类、豆类、酵母、硬果类、动物的心、肝、肾、瘦肉、蛋类等都是其丰富的来源。其中谷类和胚芽中含量最高，但是维生素 B_1 含量与食物的加工方法和烹调方法密切相关。如果把粮食碾磨得太细，去掉了米糠、麸皮，将丢失 80% 的维生素 B_1。多次用水洗米，煮饭去米汤，在煮粥、煮豆或蒸馒头时加碱也会造成维生素 B_1（硫胺素）大量破坏。因此预防脚气病首先就要注意合理搭配食物与掌握正确的烹调方法。选主食时应粗细搭配，吃得杂些、粗些，脚气病就不会再威胁母婴健康了。

37. 维生素 B_2 与"烂嘴角"有何关系？

维生素 B_2，又称核黄素，是一种黄色物质，如果人体摄入核黄素的制剂，主要经尿排出，尿液就会呈黄色。人体每天需要 1～2 毫克维生素 B_2 就能维持健康，但是由于维生素 B_2 参与体内广泛的代谢过程，如果供给不足，还真让人不好受。维生素 B_2 是机体中许多酶系统重要辅基的组成成分，对维持正常的物质代谢和能量代谢有重要作用。在孕期经常会出现老百姓常说的"烂嘴角"，老一辈人说是上火了，让孕妇喝些清热解毒的绿豆汤等，其实这是缺乏维生素 B_2 的常见表现，例如口角炎，嘴角、嘴唇发红甚至溃烂，还有鼻翼两侧的脂溢性皮炎等。严重缺乏维生素 B_2 还可能引起结膜炎、眼睑炎、角膜血管增生、畏光等症状，孕期缺乏维生素 B_2 会影响胎儿的生长发育，还可能导致骨骼畸形。维生素 B_2 广泛存在于动植物食物中，动物的内脏（心、肝、肾）中含量最高，每 100 克动物内脏中可含维生素 B_2 2 毫克左右。奶类及奶制品、蛋类也富含维生素 B_2。鱼类中以鳝鱼的含量最高。植物性食物中如干豆类和绿叶蔬菜也含有较多的维生素 B_2。但谷类中的维生素 B_2 含量与加工方法和烹调方法密切相关，涝、煮的损失率都较大，如小米煮后维生素 B_2 的保存率仅剩 30%。由于怀孕期间对能量的需要量增加，对于维生素 B_2 的需要也随之增加。我国目前推荐孕妇每日膳食维生素 B_2 的供给量为 1.2～1.4 毫克，乳母为 1.5 毫克。

38. 孕妇对烟酸有什么需要？

早在 1867 年，人们就从香烟的尼古丁中提取了尼克酸，又称它为烟酸。天然存在的有尼克酸和尼克酰胺两种形式，它们都是以辅酶的形式参加体内的能量代谢，并在胆固醇的代谢中发挥重要作用。因此在临床上有些烟酸类的药物被用来治疗高胆固醇血症。人体缺乏了尼克酸就会发生癞皮病，典型症状是皮炎、腹泻和痴呆。发病初期一般有体重减轻、乏力、口腔和舌的烧灼感、食欲不振、消化不良、腹痛、腹泻、失眠、头痛等症状。皮炎多是对称性分布在面部、颈部、手背、足背等易受摩擦的暴露部位，皮肤红肿、水疱、溃疡；随后皮肤色素沉着呈棕红色，表皮粗糙、脱屑，因此称为癞皮病。由于尼克酸广泛存在于动植物性食物中，因此正常人很少会缺乏尼克酸。癞皮病常见于以玉米为主食而副食很少的地区，由于玉米中含有多量的不能为人体利用的结合型尼克酸，加上玉米中含有的色氨酸极少，不能在体内转化为尼克酸，因而容易发生缺乏症。在我国新疆地区曾因饮食单调而出现癞皮病，在经过用碱处理玉米后，将结合型尼克酸转化为可被人体利用的游离尼克酸后，疾病随之消失。在酵母、花生、全谷类、豆类、动物肝脏、肾脏、瘦肉中都含有丰富的尼克酸。此外选用富含色氨酸的食物如动物性食物也可提供部分尼克酸。我国目前推荐的孕妇每日尼克酸的供给量为 12 毫克，乳母是 15 毫克。

39. 叶酸如何预防胎儿发生先天性疾病？

对于叶酸的了解是近代的事情，1945 年，科学证明治疗恶性贫血除了需要维生素 B_{12} 以外还需要一种物质，因为首先发现它存在于菠菜的叶子里，就将其命名为叶酸。叶酸的最重要功能是它参与核酸代谢，在蛋白质合成以及细胞分裂生长过程中起着非常重要的作用，人体缺乏叶酸就会使红细胞成熟过程受阻，从而导致恶性贫血。缺乏叶酸的临床表现为巨幼细胞贫血、舌炎及胃肠功能紊乱。患者可出现衰弱、苍白、精神萎靡、健忘、失眠等症状，儿童缺乏还会导致生长不良。对于孕妇来说，叶酸具有重要的功能。如果孕早期缺乏叶酸，则可能造成新生儿先天性神经管畸形，包括无脑儿及脊柱裂。无脑儿一般出生后短时间内即死亡，脊柱裂则造成终身残疾。因此建议孕妇在怀孕前 1 个月到孕早期的 3 个月内，每天补充 400 微克叶酸，可以有效预防神经管畸形的发生。我国最新的研究表明孕妇早期缺乏叶酸是儿童先天性疾病发生的原因之一，每天服用 400 微克叶酸可降低 35.5% 的先天性心脏病发生率。但是需要注意的是，叶酸并非越多越好，每天超过 1000 微克的叶酸供给可能导致癫痫发作。因此每日口服叶酸应控制在 1000 微克以下。人体缺乏叶酸的可能原因很多，摄入量不足、消化吸收不良、需要量增加、代谢紊乱和丢失过多都会造成叶酸缺乏。对孕妇来说，新陈代谢活跃，对叶酸的需要量剧增，酗酒和长期的腹泻也可能导致吸收不良。叶酸并非只是存在于叶子里，它广泛存在于各种动植物食物中，动物肝脏、肾脏和蛋类、鱼类、酵母、绿叶菜、坚果、大豆制品中都含有丰富的叶酸，而根茎类蔬菜、番茄、玉米、洋葱、猪肉等则含量甚少。孕妇除了在孕早期需要额外补充叶酸外，一般只要多吃富含叶酸的食物就能满足需要。根据世界卫生组织的推荐，成人每日应供给 400 微克的叶酸。

好多妈妈会问到这样的问题：在没有准备的情况下有了宝宝，还没有补叶酸，会不会有问题？其实只要您平时饮食合理，同样会从食物中摄取大量叶酸，不会轻易造成叶酸的缺乏。叶酸常规补充至怀孕后 3 个月就可以，得知怀孕后同样可以补充至怀孕后 3 个月。3 个月后可以不必刻意补充，一般复合维生素片内也会含有一定量的叶酸。

40. 维生素 B_6 在妊娠期间有何重要作用？

1934 年人们从酵母的提取液中发现了维生素 B_6。它以辅酶的形式参与体内氨基酸、脂肪酸代谢以及神经递质的合成。在肝脏和红细胞中由锌或镁作为催化剂使其成为有活性的辅酶。它不同于维生素 B_2（核黄素）、尼克酸等维生素主要参与能量代谢，而主要作用于蛋白质代谢，其对所有氨基酸的合成和分解都是必需的。大脑谷氨酸脱羧形成神经递质也依赖维生素 B_6 的参与。维生素 B_6 在孕期发挥着重要作用。孕早期妇女食欲不振、恶心等症状都可能与缺乏维生素 B_6 有关。由于孕妇、乳母对维生素 B_6 的需要量增加，这些人应适当补充维生素。如果胎儿期缺乏维生素 B_6，出生后可有惊厥、烦躁、夜哭、睡眠不安等症状。成年人缺乏维生素 B_6 可导致眼、鼻与口腔周围皮肤脂溢性皮炎，容易激动、忧郁、精神萎靡，还可能出现小细胞性贫血，每天补充维生素 B_6 10 毫克后血象可恢复正常。维生素 B_6 的食物来源非常广泛，在动植物中均含有，但是一般都含量不高，动物性食物如鸡、鱼、动物肝脏、蛋黄等，以及全谷类、豆类、蔬菜、水果中含量较多，而奶类及奶制品中含量较少。由于维生素 B_6 与氨基酸的代谢密切相关，在孕期由于对蛋白质的需要增加，也应随之增加维生素 B_6 的摄取，一般来说每天摄入 2.2 毫克能够满足需要。

41. 孕妇为何不宜多补维生素 B_6？

许多孕妇在孕早期妊娠反应很重，恶心、呕吐不能进食，甚至喝水都困难。此时，医生往往会建议您服用少量维生素 B_6 用来止吐，的确可以收到较好的效果。然而有些孕妇认为维生素 B_6 是人体必需的营养物质，又属于水溶性维生素，即使多吃也会随尿液排出，因此就长时间大量服用，而由此给胎儿带来很多损害。由于长期过多服用维生素 B_6，致使胎儿对它产生不同程度的依赖性，医学上称之为维生素 B_6 依赖性。这是因为维生素 B_6 与氨基酸的吸收、蛋白质的合成以及脂肪的代谢有着密切关系，是细胞生长的必需物质，胎儿的生长发育都离不开它。可是胎儿每天对于维生素 B_6 的需要量仅为 1~2 毫克，这种需求完全可以由母亲通过饮食来获得。如果母亲长期大量服用维生素 B_6，对胎儿供大于求，导致其体内堆积过多，时间久了就可能产生了依赖性。在其出生后，母乳喂养或人工喂养都不会提供像母体内那样超量的维生素 B_6，使胎儿出现维生素 B_6 的相对缺乏，导致体内中枢神经系统的抑制性物质含量下降，新生儿表现为容易兴奋、哭闹不安、易受惊、眼珠震颤，容易惊厥。有这些症状的小儿，在1~6个月还容易出现体重不增，如果诊治不及时，将会留下智力低下等后遗症。因此，在孕期一些维生素并非多多益善，如果需要服用维生素 B_6 也应当在医生的指导下适量、限时、有计划地服用。

42. 维生素 B_{12} 与贫血有何关系？

维生素 B_{12} 又称钴胺素，也叫抗恶性贫血维生素，其分子中含有微量元素钴，是一种浅红色结晶物质，天然存在的维生素 B_{12} 都是由细菌、真菌等微生物合成的。维生素 B_{12} 以辅酶形式参与体内蛋白质的合成，可以促进婴幼儿的生长发育。其更重要的功能是作为骨髓造血不可缺少的物质，缺乏维生素 B_{12} 红细胞就不能正常发育，导致巨幼细胞贫血（恶性贫血）。神经组织也可能受到影响而引起神经纤维变性，在临床上表现为进行性的神经系统障碍。临床上维生素 B_{12} 的制剂可以用来治疗神经病变。缺乏维生素 B_{12} 常见的症状有虚弱、厌食、体重下降、背痛、胸腹痛、四肢刺痛、行走困难和神经紊乱等。由于人体对维生素 B_{12} 的需要量很少，一般膳食中供给 5~15 微克，就容易满足要求。母乳喂养的婴儿可以从母乳中得到 0.2~0.8 微克，就能够满足需要。世界卫生组织推荐孕妇每日摄入 2.9 微克，乳母为 3.2 微克。膳食中维生素 B_{12} 主要来自于畜禽肉类、鱼、蛋、奶类，其中动物内脏、牡蛎中的含量较高。而植物性食物如水果、蔬菜、谷类几乎不含有维生素 B_{12}，发酵的豆制品如豆腐乳含维生素 B_{12} 很高。需要注意的是，有些孕妇属于素食主义者，完全不吃动物性食物，甚至牛奶、鸡蛋都不吃，就可能会缺乏维生素 B_{12}，因此应注意补充维生素制剂，防止不良后果的发生。

43. 什么是矿物质，有什么主要功能？

矿物质是构成人体组织和维持正常生理功能所必需的各种元素的总称，是人体必需的七大营养素之一。人体中含有的各种元素，除了碳、氧、氢、氮等主要以有机物的形式存在以外，其余的 60 多种元素统称为矿物质（也叫无机盐）。其中约 21 种为人体营养所必需。钙、镁、钾、钠、磷、硫、氯七种元素含量较多，占矿物质总量的 60%~80%，称为宏量元素。其他元素如铁、铜、碘、锌、硒、锰、钼、钴、铬、锡、钒、硅共 12 种，存在数量极少，在机体内含量少于 0.005%，被称为微量元素。虽然矿物质在人体内的总量不及体重的 5%，也不能提供能量，可是它们在体内不能自行合成，必须由外界环境供给，并且在人体组织的生理作用中发挥重要的功能。矿物质是构成机体组织的重要材料，如钙、磷、镁是构成骨骼、牙齿的主要成分。矿物质也是维持机体酸碱平衡和正常渗透压的必要条件。人体内有些特殊的生理物质如血液中的血红蛋白、甲状腺素等都需要铁、碘的参与才能合成。

在人体的新陈代谢过程中，每天都有一定数量的矿物质通过粪便、尿液、汗液、头发等途径排出体外，因此必须通过饮食予以补充。但是由于某些微量元素在体内的生理作用剂量与中毒剂量极其接近，因此过量摄入不但无益反而有害。尤其在孕期，补充微量元素强化食物时应予以注意。根据无机盐在食物中的分布以及吸收情况，在我国人群中比较容易缺乏的矿物质有钙、铁、锌。如果在特殊的地理环境和特殊生理条件下，也存在碘、氟、硒、铬等缺乏的可能。

44. 钙对母婴健康有何影响？

钙是人们最熟悉的一种矿物质，很多人都知道骨中有钙。钙也确实是构成骨骼、牙齿的重要成分，成人体内总共含钙 1200 克左右，其中 99% 都集中在骨骼和牙齿中，其余 1% 存在于软组织、细胞外液、细胞内液和血液中，这部分钙统称为混溶钙池。它与骨中的钙保持动态的平衡，骨中的钙不断从破骨细胞中释放出来进入钙池，钙池中的钙又不断沉积到成骨细胞中，从而使骨骼不断更新。虽然钙池中的钙仅占总量的 1%，却担负着生命中重要的生理功能，例如心脏的正常搏动、神经肌肉的兴奋性传导，都必须有一定浓度钙离子的参与。如果血钙过低，神经肌肉兴奋性就增高，从而引起抽搐；血钙过高，就会抑制神经肌肉的兴奋性。此外，钙还参与凝血过程以及维持细胞膜的正常功能。儿童缺钙可能患佝偻病、手足抽搐症、生长发育障碍等。成人缺钙就会发生骨质软化症、骨质疏松症。为了维持胎儿骨骼的发育，孕期妇女和乳母对于钙的需要量大大增加，我国推荐孕妇每日在孕中期 4~6 个月时摄入 1000 毫克钙，孕 7~9 个月和乳母每天摄入 1000 毫克钙。食物中钙的来源以奶类及奶制品最好，奶类不但含钙量高且吸收率也高，是孕产妇和婴幼儿的最理想钙源。蛋黄和鱼贝类含钙也高，虾皮、海带、芝麻酱含钙量也很丰富，但由于其口味的特点使其难以摄入过多，因此不作为补钙的主要方式。植物性来源如豆类、蔬菜中也含有较高的钙量，但同时含有较高的植酸、草酸而利用率不高。因此孕产妇应主要补充奶类及其制品或适当加服钙制剂。此外，为了促进钙吸收利用，还应当多晒太阳或补充适量的维生素 D。

45. 孕期有哪些补钙误区？

不少孕妈妈对于补钙还存在误区，有的人认为补钙多多益善，也有的人担心补钙多了会导致难产，因此不敢补钙。

担心孕期补钙过多会导致难产的人多数是认为钙片吃多了，骨头会变硬，容易导致难产。实际上，孕期补钙主要是为了满足宝宝生长发育和母体各器官功能状况及物质代谢变化的需要。孕期补钙充足会使宝宝骨骼变硬，但胎儿的颅缝与囟门间均有软组织遮盖，这使胎头具有可塑性，因此孕妈妈不必担心因为孕期补钙而造成难产。并且通过日常的普通饮食，孕妈妈也常常难以达到孕期 1000 毫克的钙需要量，故而还是应该适当补钙。当然，补钙也并非越多越好，过量补钙（2000 毫克钙/天）容易导致高钙血症。因此，最好在医生或营养师指导下进行补钙，应保证每天喝 2 袋牛奶、1 袋豆浆。如果孕妈妈怕食物中的钙吸收不完全，也可以在医生的指导下补充钙制剂。此外，可以多进行户外活动，虽然孕妈妈这一时期身体笨重、行动不便，但散步还是可以的，适当暴露双手臂的皮肤，接受阳光中紫外线的照射，使体内产生维生素 D，可以促进钙质的吸收。

46. 液体钙比普通钙更胜一筹吗？

现如今补钙的产品多种多样，许多孕妈妈面对纷繁的产品甚至感到手足无措。近年来有人提出"液体钙更有利于吸收"的观点，认为液体钙在吸收过程不需要胃酸参与，补钙的同时不会对肠胃造成负担，具有很高的安全性；而且液体钙中的补钙制剂被分解为"钙离子"，只有离子钙才能被人体充分吸收和利用。那么事实是否如此呢？

实际上，液体钙剂溶解度好并不代表吸收快，不同形态的钙，最终均以钙离子的形式被肠道吸收，钙剂溶解度高并不代表吸收快。而钙元素吸收率和钙化合物吸收率是不同的概念，像葡萄糖酸钙等钙的化合物，属于大分子钙，表面上看好像吸收率高，但实际上是因为其分子量比较大，换算成钙元素的吸收，其吸收率也就在 40%～50%。

补钙的产品形式有多种，主要有片剂、粉剂、冲剂、胶囊等，液体钙只是其中的一种。人体吸收钙的原理是，服下的钙先经过胃，然后再在肠道里被吸收。如果受到胃酸的干扰，则钙的吸收效果就会不佳。如果胃酸情况正常，钙剂则吸收速度快。大量实验证明，钙的吸收与钙的形式无直接关系。不同产品，在相同的条件下，其钙的吸收率基本上是一样的，在严格的动物实验中都能达90%以上。人类对钙的吸收率在30%~60%不等。因此，并非液体钙吸收率更高。

在选择钙补充剂时我们更应关注的是选择药物补钙，还是保健品补钙。保健品只能起到保健、辅助治疗的作用，并不是真正意义上的治疗。同时，保健品一般不需注明不良反应的症状，但并不代表其完全没有不良反应。而带有非处方药（OTC）标志的药品，它们的生产需要经过国家药监局批准，投放市场之前必须通过大量的临床试验。因此，建议孕妈妈们选择标有非处方药（OTC）标志的补钙产品，这样的产品才更安全。

47. 铁是如何"补血"的？

铁在微量元素中当属"老大"，它是人体必需的微量元素中含量最多的一种，人体内总共含铁4~5克，其中60%~70%存在于血红蛋白中，参与氧气的转运、交换和组织呼吸过程，负责把氧气输送到身体的各个角落，并将组织细胞所产生的废物二氧化碳排出体外。膳食中铁摄入不足或损失过多时，可引起铁缺乏甚至缺铁性贫血。缺铁性贫血目前是全世界普遍存在的营养缺乏病，以女性最常见。由于孕期对于血液和铁的需求量大大增加，而一般膳食难以满足生理需要，因此孕妇更容易缺铁。患缺铁性贫血的孕妇常有食欲不振、烦躁不安、精神萎靡、疲乏无力、心慌气短、头晕眼花、耳鸣、记忆力减退等症状。查体可以发现她们眼睑、嘴唇、指甲苍白，查血可以发现血红蛋白低于正常。食物中的铁可以分为血红素铁和非血红素铁两大类。前者主要存在于动物性食物中，如动物肝脏、全血、肉类、鱼类中，能够与血红蛋白直接结合，因此生物利用度高；后者主要存在于植物性食物中，如深绿色蔬菜、黑木耳、黑米等，必须经胃酸分解后，再还原成亚铁离子才能被吸收，因此胃酸缺乏和很多膳食因素（草酸、植酸、膳食纤维）都会妨碍它的吸收，生物利用率低，并不是铁的良好来源。孕期（特别是中、晚期），每天需要供给 24～29 毫克的铁，因此应每天保证吃 2～3 两动物类食物，每周都吃些动物肝、血等含血红素铁多的食物。此外，维生素 C 也能够帮助铁的吸收利用，因此需要多吃些含维生素 C 高的新鲜蔬菜、水果，必要时补充维生素 C 和亚铁制剂，以保证孕妇摄取足够的铁，预防孕期贫血。

48. 碘能影响胎儿的智力吗？

碘是人体必需的微量元素，成人体内碘的总量仅为 15～20 毫克，其中 70%～80% 存在于颈部的甲状腺中。碘在体内是合成甲状腺激素的重要原料，其功能也通过甲状腺素的生理作用来体现。甲状腺素负责调节体内能量代谢，促进葡萄糖和脂肪酸释放能量，以供给细胞需要；还促进幼儿的生长发育；同时维持正常的生殖功能和神经状态；并影响胆固醇的合成。当碘供给不足时，合成甲状腺素的原料减少了，也就影响甲状腺正常功能的发挥。长期缺碘，使甲状腺组织被迫代偿性增生，出现甲状腺肿大、结节形成、呼吸困难、性功能低下等症状，也就是民间常说的"大脖子病"（地方性甲状腺肿）。如果孕期或母乳期严重缺碘，就会使新生儿得克汀病，患者出生后生长迟缓、身材矮小、智力低下甚至发生聋哑和痴呆，因此又称呆小病。食物和饮水中缺乏碘是引起地方性甲状腺肿的主要原因。在我国远离海洋的内陆山区的水土中含碘较低，甲状腺肿的发病率也较高。由于甲状腺肿严重危害了人们的健康，我国已经在 1990 年起开始统一要求在食盐中强化碘的含量，这一政策的执行已经有效地减少了本病症的发生。正常人一般每日碘的供给量为 120 微克，孕妈妈为 230 微克。碘的最重要食物来源是海产品。海带、紫菜、海鱼以及其他海产品中都含有很高量的碘，因此孕妇、乳母应做到经常摄入一定量的海产品，以预防孕期甲状腺肿的发生。

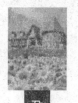
 49. 怎样补碘最合理？

既然碘对孕妈妈和宝宝都如此重要，那么应该如何补碘呢？

补碘的关键时间应是在准备怀孕阶段和孕早期，如果怀孕5个月后再补碘，一定程度上已经不能预防宝宝智力缺陷的发生。

碘应尽量从食物中摄取，市场上有加碘食盐，但应在菜出锅时再放。含碘丰富的食物有各类海产品、蛋类、干豆类、菌类等。孕妈妈一般每周喝2~3次紫菜汤，或吃一次海鱼，或平时饮食中吃点香菇、黑木耳、鸡蛋等食物以满足身体中碘的需求。当然，碘摄入过多也会引起中毒，造成孕妇甲状腺功能亢进，宝宝甲状腺功能损伤等情况，所以孕妈妈不能为了补碘盲目地服用碘制剂。此外，对于有甲状腺功能亢进的孕妇，在碘的摄入量上目前还没有定论，一般不建议过分补充，但也不建议一点不用，普通食物、加碘盐都可选用，但含碘极高的海带、紫菜、海产品等食物则应限制食用。

50. 锌会保证胎儿聪明吗？

锌是机体正常生长发育过程中必不可缺的微量元素，被人们给予"生命的火花"的荣誉。成人体内含锌量为1.4~2.3克，几乎人体内所有的器官均含有锌。锌是许多金属酶的组成成分或酶的激活剂，大约有200种参与组织、核酸、蛋白质的合成及一系列生化反应的酶都与锌有关。缺锌就会使这些酶的活性下降，从而影响核酸、蛋白质的合成，导致胎儿生长发育迟缓并影响性器官的正常发育。一般来说，缺锌对正值生长发育期的儿童危害较大，当儿童缺锌时表现为食欲不振、味觉减退和异食癖（喜食泥土、粉笔、炉渣等）、生长迟缓，严重时可出现侏儒症。缺锌还会影响精子的形成，导致性幼稚。此外缺锌还可能表现为伤口不易愈合、皮肤粗糙、机体抵抗力低下等症状。

由于孕妇对锌的需要量大，一般膳食难以满足，很容易缺锌。孕妇缺锌容易生出低体重儿，甚至出现胎儿畸形。预防缺锌的最好办法就是多吃富含锌的食物。一般来说，高蛋白质的食物含锌量都较高，瘦肉、蛋类、奶类等动物性食物均是锌的可靠来源，不但含锌多，其利用率也高。海产品也是锌的良好来源，其中以贝类如牡蛎中含锌量最高。植物类食物如蘑菇、硬果类食物中也含有较多的锌。而精白米面、蔬菜、水果等则含锌量少，并且利用率也低。因此提醒以素食为主的孕妇们，应注意补充锌。产妇的初乳中含锌量很高，且利用率比牛奶中锌的利用率高，因此提倡母乳喂养，对预防婴幼儿缺锌很有帮助。食物补锌很少导致锌中毒，但是以锌制剂药物或保健品补锌时，就要防止锌摄入过多而发生中毒。因此只有存在明显的缺锌症状时在医生的指导下才能服用锌制剂，切勿乱服滥用。我国推荐孕妇每日膳食中锌供给量为 9.5 毫克，乳母每日膳食中锌供给量为 12 毫克。

51. 孕妇对铜有何需要，主要来源是什么？

铜也是人体维持正常生理功能的必需微量元素。人体中的铜以肝、肾、心、脑中最多，它通过与蛋白质或酶（如细胞色素氧化酶等）的结合，在人体代谢中发挥重要作用。铜能够加速铁的吸收和运输，并促进血红蛋白的合成而有助于防治缺铁性贫血。铜还能够维护骨骼、血管和皮肤组织中胶原蛋白和弹性蛋白的含量，防止发生骨质疏松症和血管、皮肤的病变。铜缺乏时，会影响女性肾上腺皮质激素和孕酮的合成而造成不孕。但是如果铜摄入过多，又可能促进垂体释放黄体生成素、促肾上腺皮质激素，而影响排卵或干扰孕酮的作用，也会影响生育。孕期缺铜时，可以影响含铜及需铜酶的活性，使细胞呼吸及电子传递、胶原及弹性蛋白合成发生障碍而引起胎儿脑萎缩，并且发生心血管和骨骼发育异常。存在于心、肝、脑细胞中的铜蛋白，具有过氧化物歧化酶的活性，从而保护细胞免受过氧化物的毒

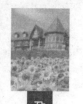

害。总之，铜缺乏会对健康不利，过多也可引起中毒。孕妇缺铜可能降低羊膜的韧性、弹性及厚度而容易发生胎膜早破，导致早产甚至死产。还可能影响胎儿的正常发育，发生先天性畸形。在膳食中动物性食物含铜量较高，海产品、动物肝脏中最高，谷类、干豆类和硬果类食物中也含有一定数量的铜。其中牡蛎的含铜量最高。成人每天推荐铜摄入量为 0.8 毫克，孕妇每日铜的需要量为 0.9 毫克。

52. 铬是如何预防妊娠期糖尿病的？

铬对人体的影响近几年才有所了解，人们称它为"葡萄糖耐量因子"。由于我国的传统饮食习惯讲究以主食为主，粗细粮搭配，铬的来源丰富，因此很少缺乏铬，似乎缺铬只是西方饮食的"专利"。然而随着生活水平的提高以及西方膳食习惯在我国的渗透，越来越多的人，开始以肉食和副食作为主要食物来源，粮食在餐桌上的比例越来越少，这使缺铬的问题日益严重。人体中含铬量极少，而且只有三价铬才能发挥生理作用。它主要存在于骨、脑、肌肉、皮肤中，并随着年龄的增长而逐渐减少。铬参与蛋白质和核酸的代谢，促进血红蛋白的合成，还能够促进儿童的生长发育；铬能抑制脂肪酸和胆固醇的合成，从而起到降低血中三酰甘油、胆固醇、低密度脂蛋白的作用，饮食缺铬使发生动脉硬化和冠心病的危险增加。铬最重要的作用还是促进胰岛素的功能。长期缺铬的人，胰岛素的作用降低，使血糖的氧化很缓慢，最终出现高血糖症状，而补充铬后就使糖耐量明显改善。富含铬的食物有高铬酵母、牛肉、肝脏、粗粮、蘑菇、啤酒、土豆、麦芽、蛋黄、带皮的苹果等。食物过多的精细加工是膳食缺铬的重要原因，因此建议在孕期不要总是选用过于精细的食物，多进行粗细搭配。需要了解的是铬缺乏固然对健康不利，但摄入过多也容易发生铬中毒，常表现为口腔炎、齿龈炎、肾炎等。我国推荐成人膳食铬的安全摄入量为 30~37 微克。

53. 孕妇对硒有何需要？

硒是人体必需的微量元素，人体的各个组织中都含有硒。硒是谷胱甘肽过氧化物酶的组成部分，通过这种酶来发挥其抗氧化作用，从而防止过氧化物在细胞内的堆积，保护细胞膜的功能。硒对于维持心肌纤维、血管的正常结构和功能发挥重要作用。1973 年我国学者首先证实了硒缺乏是引起克山病的主要因素之一，这种疾病主要侵害育龄妇女和儿童，使谷胱甘肽过氧化物酶活力下降、心脏扩大、心功能不全、心律失常。补充了硒以后收到良好的效果。含硒的谷胱甘肽过氧化物酶和维生素 E 可以减轻视网膜上的氧化损伤，保护视力。硒的另一项重要功能是其解毒作用，它对金属有很强的亲和力，能够与体内的重金属结合并排出体外，从而缓解镉、汞、铅等引起的毒性。若缺硒则增加上述毒素对孕妇的危害，引起免疫功能低下，发生畸胎、死胎等不良后果。硒还可以降低黄曲霉毒素 B 的毒性而对肝脏细胞有保护作用。动物性食物如肝脏、肾脏、海产品和肉类中含硒较多，是硒的良好来源。而谷类等植物性食物含硒量则随着其种植土壤含硒量高低而不同，在土壤含硒量低的贫困地区，应特别注意预防硒缺乏。值得注意的是，硒的需要量和中毒量相差不多，少了不够，但多了又容易中毒，因此如果需要补硒，也要注意避免补充过量。我国推荐成人每日的硒供给量为 60 微克。

54. 水对孕妇有何用途？

水是人体赖以维持基本生命活动的必要物质，人对水的需要仅次于氧气。水是人体的构成成分，在人体所有成分中水的含量最多，约占体重的 2/3。俗话说，"人无粮不会死，无水却能渴死"，这是有道理的。一个人短期不吃饭，只要能喝到水，即使体重减轻 40%，也不至于死亡。但如果几天喝不上水，机体失水6%以上，就会感到乏力、无尿，失水达20%人就会死亡。因此水是生命之源，也是人类必需的七大营养素之一。水是良好的溶剂，有利于营养素在体内的吸收和运输，并能及时地将代谢产物排出体外。水也有利于血液循环和调节体温。暑期怀孕，往往气温比体温还高，人就会大量出汗，使水分蒸发，并有助于降低体温。冬天怀孕时，由于水的潜热较大，外界体温变化也不会影响体温恒定。当人体缺水时，消化液的分泌减少，引起食欲不振、精神不爽和疲乏无力。

一般来说，成人每日约需3000毫升水，其中约有1500毫升来自于饮水，1200毫升来自于食物中的水（如蔬菜、水果、米饭、馒头、肉类、豆类、奶类等中都含有一定量的水），其余300毫升的水来自于体内代谢产生的水。孕期用水应随气温、身体状况、劳动强度调整。比如夏季或活动量较大时，需水量可达4000毫升，因此不要等到口渴时才想起喝水，应每天保证充足的水量。

目前许多孕妇认为喝果汁或饮料比白开水更有营养，其实是不正确的。很多果汁中含有多量的糖和色素，饮太多果汁是有害的。除了果汁，许多孕妇还喜欢喝碳酸饮料，然而碳酸饮料中含糖量大，长期饮用，容易造成肥胖、糖代谢异常等情况出现，此外碳酸饮料中大部分还含有磷酸，影响孕妇对钙的吸收。水就是最好、最实用的健康饮品。如果孕期合并慢性肾衰竭或心功能不全，应根据医生的建议适量饮水，防止体内存水过多而加重机体的负担。当然饮水也要注意饮水卫生，需要防止饮用水中可能超标的氟、氯、汞、砷等对人体的危害而造成不良后果。

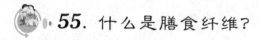

55. 什么是膳食纤维？

膳食纤维通常是指植物性食物中不能被人体消化吸收的那部分物质。从化学结构上看膳食纤维也属于碳水化合物（糖类）的一种，但以前人们一直认为它们是食物中的残渣废料而不加重视。近年来的多项科学研究表明，不少疾病的发生与缺少膳食纤维有关，膳食纤维才得以崭露头角，并随着人类进食的日益精细而越来越受到人们的青睐。

按照化学结构，膳食纤维分为纤维素、半纤维素、木质素和果胶四大类，它们不能为人体吸收却在体内发挥重要功能，担当了健康卫士的角色。膳食纤维有刺激肠道蠕动、增加肠内容物的体积、减少粪便在肠道中停留的时间等作用。增加膳食纤维摄入量，能有效地防治便秘、痔疮，预防结肠癌、直肠癌。膳食纤维还能减少脂肪、胆固醇在肠道的吸收，并促进胆固醇和胆酸从粪便排出，因而有降血脂、降胆固醇的作用。此外，膳食纤维中的果胶能延长食物在胃内停留的时间，延缓葡萄糖的吸收速度，而降低过高的血糖，改善糖尿病症状。增加膳食纤维的摄入，还具有减轻肥胖、预防乳腺癌和改善口腔牙齿功能等作用。

56. 膳食纤维有何特点？

根据膳食纤维在水中的溶解性可以划分为可溶性纤维和不可溶性纤维两大类，前者包括水果中的果胶、海藻中的藻胶以及由魔芋中提取的葡甘聚糖等，魔芋盛产于我国四川等地，主要成分为葡甘聚糖，其能量很低，吸水性强，在体内吸水后可以膨胀到300~500倍。很多科学研究表明，魔芋有降血脂和降血糖的作用及良好的通便作用。不可溶性纤维包括纤维素、木质素、半纤维素等，主要存在于谷物的表皮、全谷类粮食，其中包括麦麸、麦片、全麦粉及糙米、燕麦、荞麦、莜麦、玉米面等以及水果的皮核、蔬菜的茎叶、豆类及豆制品等。

可溶性纤维在胃肠道内与淀粉等碳水化合物交织在一起，而延缓它们的吸收和胃的排空，因此可以起到降低餐后血糖的作用，还能对腹泻者有一定缓泻的作用。不可溶性纤维对人体的作用首先在于促进胃肠道蠕动，加快食物通过胃肠道的速度，减少在胃肠内的吸收，其次不可溶性纤维在大肠中能够吸收水分软化大便，而起到防治便秘的作用。

膳食纤维是营养学界认定的第七类营养素。我国人民的传统膳食常以谷类食物为主，并辅助以蔬菜、水果类，所以本无缺乏膳食纤维之虞，但随着生活水平的提高，食物越来越精细化，动物性食物所占比例大大增加，膳食纤维的摄入量却明显降低了。因此，适当增加膳食中谷物——特别是粗粮的摄入，多吃新鲜蔬菜、水果是有益的。

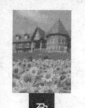

57. 孕妇应如何摄入膳食纤维？

随着人民生活水平的提高，我国一些经济发达地区已经出现膳食中粮食逐渐减少而肉食却越来越多的现象，很多家庭的孕妇都不再接触粗粮，仿佛过了好生活就不应当再吃这些贫穷时才吃的食物。其实这种习惯并不利于人体的健康。孕妇由于胃酸分泌下降减少、体力活动减少，使胃肠蠕动缓慢，且胎儿的逐渐长大，使膨大的子宫压迫肠的蠕动，使孕妇容易发生肠胀气或便秘。分娩后的产妇常需卧床休息，使胃肠蠕动减慢，也容易发生便秘，适量地补充膳食纤维能够有效促进肠蠕动，并有较强的吸水性，使大便变软，减少粪便在肠道停留的时间，而缓解便秘，解除痛苦。需要说明的是，膳食纤维虽然有多项保健功能，却不是多多益善，如果摄入过多会引起肚子胀气、大便次数增多、粪便量增加等不适。即使食用并不粗糙的果胶、魔芋，过多摄入也易引起胃肠反应。还有研究指出，长期食用过多的膳食纤维，可能使钙、镁、铁等矿物质的排出量增多。它也会影响一些维生素，如胡萝卜素、尼克酸、维生素 B_6、维生素 B_{12}、叶酸等的利用。而且由于其含能量低、所占体积大、易于饱腹而限制了对身体有益的蛋白质、脂肪、碳水化合物等营养素的摄取，使身体得不到充足的能量，而影响胎儿的发育。因此对于膳食纤维应当趋利避害，适量食入。其实只要保证平衡膳食，粗细杂粮合理搭配，多吃蔬菜、水果，适当选用藻类、菌类等食物并不难满足生理需要。我国推荐成人每日食入膳食纤维 25 克。

58. 如何选用"功高盖世"的谷类？

在我们的膳食里，谷类被称作"主食"，一日三餐都离不开它。常见的谷类有大米、小米、小麦、高粱、荞麦等。谷类对人们的最大贡献就是供给我们身体所需要的能量。每当我们吃进 50 克米或者面所制作的米饭、馒头、面条或粥类，就可以从中获得约 730 千焦耳（175 千卡）的能量。谷类在人类进化的过程中提供了充足的能量，保证人类大脑的进化，说其"功高盖世"并不为过。谷类还提供相当数量的 B 族维生素和矿物质，此外还有少量的膳食纤维。目前我国居民膳食中 60%～80% 的能量是由谷类提供的。以肉类和油脂为主要能量来源的西方膳食正面临高发病率的冠心病、高脂血症的严峻挑战。英美科学家均看好东方膳食的益处，建议其国民增加谷类食物的摄入。但是谷类中蛋白质的营养价值较低，并且缺乏赖氨酸，因此在进食谷类时应搭配着鸡蛋、瘦肉、牛奶、豆制品等食物，发挥互补效应，提高谷类蛋白质的营养价值。

由于谷类中的 B 族维生素以及矿物质均存在于外胚和糊粉层中，因此谷类加工越精，营养成分就损失越多，膳食纤维和铬、维生素等的损失就越多。为了保留谷类中原有的营养成分，谷类的加工精度应适当。在做饭前淘米时应尽量减少搓洗，更不要把米浸泡很长时间后再淘洗，以减少营养成分的损失。

59. "植物肉"的功能有哪些?

我国的豆类按其营养成分含量的不同,可分为两类,即大豆类和大豆以外的其他干豆类。前者有黄豆、青豆和黑豆,在所有的豆类食物中其营养价值最高,含蛋白质量多质高,所含的脂肪比普通豆类高十几倍,所含矿物质和维生素也较多。后者有赤豆、绿豆、白扁豆、芸豆、豇豆、豌豆、蚕豆等,其含脂肪量很少,只占 1%,蛋白质含量在 20%~25%,碳水化合物的含量相当高,在 55%~60%。它们能够补充普通谷类缺乏的赖氨酸,还含有矿物质和 B 族维生素。由于大豆类的蛋白质含量高达 30%~50%,而且品质非常好,富含人体需要的 8 种必需氨基酸,是植物性食物中唯一可与动物性食物相媲美的高蛋白食物,而价格却比肉、蛋、乳类低几倍,所以有"植物肉"的美称。

大豆中的脂肪含量达 18%,但富含不饱和脂肪酸,易于消化吸收,并有降低血清胆固醇的作用。豆油中还含有丰富的磷脂,对生长发育和神经活动都有重要作用,其中含有的大豆卵磷脂可促进肝中脂肪代谢,防止脂肪肝的形成。它所含有的植物固醇不被人体吸收,且能够抑制动物胆固醇的吸收。大豆还富含无机盐中的钙、磷、钾、铜、铁、锌及 B 族维生素和维生素 E 等。

大豆的好处实在太多了,需要注意的是,在吃大豆时应注意去掉其中的极少量不利于健康的物质。例如将豆浆或黄豆充分加热煮沸后食用可破坏其容易引起腹泻、腹胀的皂角素;将黄豆用水浸泡后再煮食破坏其胰蛋白酶抑制素等。此外由于黄豆硬而厚的细胞壁外壳,使黄豆不易被消化酶分解,如果制成豆腐、豆腐脑、豆浆和其他豆制品就会使豆类的消化率大为提高。

60. 如何选择惹人喜爱的肉类？

人们常说的肉类指猪肉、牛肉、羊肉、兔肉和鸡肉以及动物内脏等，这些肉类的蛋白质含量在 16%～26% 之间。肉类所含必需氨基酸比较均衡，容易为人体消化吸收利用，所以被认为是优质蛋白质。肉类也是人体所需要的铁、铜、锌、钼、磷、钾、镁、钠等的良好来源。此外，肉类之所以受到广大人民群众喜爱，成为餐桌上不可缺少的美食，是因为肉类中的含氮浸出物有刺激胃液分泌的作用，当炖汤后用油烹调时，这些物质可产生特殊的"鲜味"，能够增强人们的食欲。动物内脏也属肉类，其中肝脏的营养价值特别高，能够提供丰富的铁、维生素 A、尼克酸和维生素 B_2。在饮食中定期添加一定量的肝脏，对健康有利。尤其是对各种营养素的需要量大大增加的孕产妇，每周添加 1～2 次动物肝脏，利于胎儿的正常发育。

在肉类的选择时，各种动物的肉也各有特色。在猪、牛、羊肉中猪肉的脂肪含量最多，即使是纯瘦猪肉，脂肪量也在 20%～30%，而且多为饱和脂肪酸。牛肉的脂肪含量相对较低，蛋白质和铁、铜的含量则较高。鸡肉也是一种含蛋白质高而脂肪低的肉类，其脂肪含量仅为 2.5%，且鸡肉的结缔组织柔软，脂肪分布均匀，易于消化吸收，炖出的鸡汤，味鲜质高，常用于对孕妇和乳母的滋补。值得一提的是，兔肉含有蛋白质高而脂肪极低，脂肪含量低于 0.4%，适用于原本肥胖或过重的孕妇食用。

61. 水产品带给人们什么益处？

提起水产品，人们就会想到味道鲜美的鱼、虾、贝、蟹等。几年前在大街小巷中广为传播的鱼油——二十二碳六烯酸（DHA）、二十碳五烯酸（EPA），使水产品的知名度大为提高。人们大都相信常吃鱼能够增进健康，尤其是健脑补脑增强智慧的说法。从营养学的角度来说，水产品尤其是鱼的肉质细嫩，容易咀嚼、消化和吸收，消化率为87%~98%，非常适合老人、儿童和消化功能减退的患者食用。鱼肉中富含优质蛋白质，其必需氨基酸含量及比例与人体相似。脂肪含量不高，多数只含有1%~3%的脂肪，而且含有的不饱和脂肪酸多，比动物肉类更容易消化吸收，并且能够降低血脂水平。鱼肉除了含少量的B族维生素以外，鱼油中还含有脂溶性维生素A和维生素D，尤其是鱼肝油中含量更丰富，为其他肉类所不及。据说南北极地区虽然缺少阳光，但居民很少得佝偻病和骨质软化病，就是因为他们吃鱼多，从鱼中获得了充足的维生素D。与畜肉相比，鱼类所含的矿物质种类和数量均较为丰富。人们可以从鱼类食物中获取钙、磷和铜、锌等其他矿物质，而且鱼肉中的钙是同蛋白质结合在一起的，更利于被人体消化吸收。

62. 孕妇多吃鱼有何好处？

在很多老百姓眼中，鱼是一种极好的食物，尤其是在妊娠期间，吃鱼能够促进胎儿的大脑发育，孩子出生后聪明伶俐，这是有道理的。鱼中除了含有优质蛋白质、适量的脂肪、丰富的维生素、无机盐外，鱼类中含有的多不饱和性脂肪酸的二十碳五烯酸发挥了一定的作用。近年来科学家在研究二十碳五烯酸的过程中发现它具有防止孕妇流产、早产和胎儿发育迟缓的作用。在妊娠中发生这些现象的原因常与胎盘供血不足有关，而二十碳五烯酸恰恰能够改变这种供血不足的现象。鱼类，特别是沙丁鱼、鲐鱼、青鱼等海洋中的鱼类，通过食物链，可以从海洋中的浮游生物中获得二十碳五烯酸，然后在体内浓缩后储存于脂肪中。二十碳五烯酸在人体内不能自己合成，而必须从食物中获得。它具有多种药理作用，能够使血液黏稠度下降，防止血栓形成。同时又能够扩张血管，便于将充足的营养物质运输给胎儿，促进胎儿的发育。加上鱼中含有较多的磷脂和丰富的氨基酸，对胎儿中枢神经系统的发育有良好作用，另外报道二十碳五烯酸还能够有效预防妊娠期高血压疾病的发生，可谓好处多多，因此鼓励孕期多吃鱼，尤其是海鱼。

 63. 孕妇补充 DHA 有何帮助？

　　DHA，即二十二碳六烯酸，俗称脑黄金，是一种对人体非常重要的不饱和脂肪酸，是 ω-3 不饱和脂肪酸家族中的重要成员。DHA 是神经系统细胞生长及维持的一种主要元素，是大脑和视网膜的重要构成成分，在人体大脑皮层中含量高达 20%，在视网膜中所占比例最大，约占 50%，因此，DHA 对胎儿婴儿智力和视力发育至关重要。

　　孕期及哺乳期的妇女除了需要应对本身体内的 DHA 需求外，还要满足胎宝宝成长发育的需要。因此世界卫生组织（WHO）建议孕期及哺乳期妇女 EPA+DHA 摄入量不低于 250 毫克/天，其中 DHA 平均摄入量应为 200 毫克/天。DHA 的主要来源的食物有：深海鱼类、干果类、藻类等。此外添加了 DHA 的配方奶粉所含 DHA 也较丰富。对于宝宝来说，母乳是 DHA 的最好来源。

　　需要注意的是，DHA 的摄入量并非越多越好，过量的 DHA 有使人免疫力低下等一系列副作用。因此，孕妈妈在使用 DHA 补充剂的时候应注意剂量的应用。此外，由于 DHA 有抑制血小板凝集和抗血栓形成的作用，因此有出血性疾病、肝硬化、凝血功能障碍的孕妈妈要适当控制 DHA 的摄入量，以免引起出血或加重出血。

 64. 蛋类是福还是祸？

　　蛋类在我国是一种深受欢迎和重视的食品，其营养丰富，蛋白质含量高，而且鸡蛋的蛋白质是所有食物中生物价值最高的。全蛋的蛋

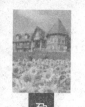

白质消化率达到了 98%，所以蛋类是天然食物中优质蛋白质的最良好来源。按我国传统习惯，鸡蛋更是孕妇、乳母的理想食物。

蛋类含有人体需要的 8 种必需氨基酸，并且生物利用率很高。鸡蛋还含有维生素 A 和 B 族维生素等，能够发挥重要的生理作用。蛋类中钙的含量虽少，但磷的含量较多，对生长中的儿童非常重要。蛋中铁的含量比较丰富，但其在人体的吸收利用率不如瘦肉和肝脏。鸡蛋中含有约 12% 的脂肪，几乎全部集中在蛋黄里，容易消化吸收，而且含有必需脂肪酸和丰富的磷脂、卵磷脂及胆固醇，这些都是人体生长发育和代谢所不可缺少的。

鸡蛋的营养成分全面而均衡，人体需要的营养素它几乎全有，实在是一种经济实惠、营养价值高的好食物。然而当人们了解到动脉粥样硬化和冠心病患者的血中胆固醇有所增高，就对胆固醇产生了畏惧心理，害怕蛋黄中的胆固醇对身体有害，干脆连鸡蛋也不吃了。白白放弃了一种优良的食物。其实这种顾虑是不必要的，正常情况下胆固醇对人体有益无害，因此每天吃 1~2 个鸡蛋，或每周 3~4 次并不为多。

鸡蛋的各种烹调方法，不论是煮蛋、蒸蛋还是冲蛋花、煎、炒鸡蛋都不会对其营养量有太大影响。需要注意的只是煎蛋时，用油量不要太多，油温不要太热就可以了。

65. 各种蛋有什么区别吗？

蛋类的营养素含量丰富，而且质量也很好，是营养价值很高的食物。但蛋的种类繁多，包括鸡蛋、鸭蛋、鹅蛋、鹌鹑蛋、鸽蛋及其加工制成的咸蛋、松花蛋等。究竟这些蛋有没有区别呢？研究表明，不同品种的蛋类，其营养成分大致相同。蛋类的蛋白质含量相近，全蛋为 12% 左右，蛋黄高于蛋清。即使在被加工成咸蛋或松花蛋后，蛋白质含量无明显变化，蛋类蛋白质含量、氨基酸组成与人体需要最为接近，营养价值很高。全蛋蛋白质几乎能被人体完全吸收利用，是食物中最理想的优质蛋白质。因此，在选择蛋类时，不必太在意其种类。但如果准妈妈存在水肿等情况，不建议食用咸蛋等含盐类较多的食物。

66. 一袋奶就能强壮一个民族吗？

奶类除了不含有膳食纤维外，几乎含有人体所需要的各种营养素，并且易于消化吸收，是适合所有人群的营养食物。乳类蛋白质的生物价值仅次于蛋类，也是一种优质蛋白，其中赖氨酸和蛋氨酸含量较高，能补充谷类蛋白质氨基酸组成的不足，提高其营养价值。乳类中还含有丰富的无机盐，特别是钙、磷，每升牛奶可提供 1200 毫克的钙质，同时其钙的吸收利用率很高，因此成为补充钙质、促进生长、防治骨质疏松症的法宝。日本在二战后根据营养调查发现国民营养不良的发生率很高，就提出每天每个孩子增加一袋奶的建议，十几年后，发现其营养状况明显改善，在体能、身高等方面有很大提高，可以说简单的一袋奶强壮了一个民族。常见的奶制品有炼乳、奶粉和酸奶、奶酪等，从营养角度看其营养价值都大致相同。酸奶是牛奶加入乳酸杆菌后发酵制成的，营养丰富，更适合胃酸缺乏及消化不良的人食用。

许多孕妇已经知道牛奶的好处，每天都添加奶制品，但是往往只是早餐空腹喝牛奶，或者一次喝 500 毫升以上的牛奶，这样做是错误的。因为空腹单纯饮用牛奶，会使奶中优质的蛋白质被当作碳水化合物，变成能量消耗，很不经济。一次摄入过多容易产生腹胀、腹泻等不适症状，也不利于消化吸收。合理的食用方法是，在喝牛奶前吃一些馒头、饼干和稀饭之类的食物，这样就可以充分发挥奶的优良作用了。

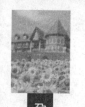

67. 新鲜果蔬藏有"三宝"吗?

蔬菜水果是人们生活中重要的营养食物之一,它们具有鲜艳的色泽、可口的味道,还有丰富的营养成分,对人体健康起着特殊的作用。很多妇女非常喜爱这两类食物,在其餐桌上占有很大比重。

营养学上果蔬藏有三宝,即维生素、无机盐和膳食纤维。首先新鲜的水果蔬菜中都含有丰富的维生素,是膳食中胡萝卜素、维生素 C 和 B 族维生素的重要来源。一切绿叶蔬菜和深黄色蔬菜如胡萝卜、黄色倭瓜、黄花菜等都含有丰富的 B 族维生素,但是白色蔬菜如菜花、白萝卜含胡萝卜素则很低。所有的新鲜果蔬如青柿椒、菜花、苦瓜以及各种水果如酸枣、猕猴桃、山楂、柑橘等中均含有丰富的维生素 C。

蔬菜水果也是人体无机盐的重要来源,特别是钙、磷、钾、镁、铁、铜、碘等,参与人体重要的生理功能。绿叶蔬菜比瓜类蔬菜含有更多的矿物质。油菜、小白菜、芹菜、雪里蕻等也是钙的良好来源。它们在体内最终的代谢产物呈碱性,能够协助保持酸碱平衡以维持体液的稳态。

蔬菜水果中还含有各种各样的膳食纤维,在体内促进粪便排出,减少胆固醇的吸收,维护身体健康并预防动脉粥样硬化。此外,在我国水果蔬菜还能发挥食疗的作用。

68. 水果可以尽情吃吗?

许多孕妈妈为了生个健康、漂亮、皮肤白净的宝宝,就在产前拼命吃水果,她们认为这样既可以充分地补充维生素,也能使将来出生的宝宝皮肤好。然而这种做法其实是非常片面和不科学的。

首先,虽然水果和蔬菜都含有丰富的维生素,但是两者还是有本质区别的。水果中的纤维素成分并不高，但是蔬菜里的纤维素成分却很高。过多地摄入水果，而不吃蔬菜，直接减少了孕妇纤维素的摄入量。

其次，水果虽然含有丰富的维生素和矿物质，但营养并不全面。孕妈妈摄入过多的水果，常常会导致对肉、蛋、奶等含有丰富优质蛋白质的食物的摄入量减少。而孕期蛋白质供给不足则容易影响胎儿的身体和智力发育，也会增加妊娠期贫血、营养不良性水肿、妊娠毒血症等危险发生的概率。并且，有的水果中糖分含量很高，孕期如摄入糖分含量过高，还可能引发妊娠期糖尿病等其他疾病。因此，水果虽好，在孕期仍不能尽情吃。没有合并妊娠期糖尿病的孕妈妈，每日摄入 200～400 克为宜。合并有妊娠期糖尿病的孕妈妈，建议每日摄入量不超过 200 克，并且最好在两餐之间食用。

69. 能用水果制品代替新鲜水果吗？

水果含有丰富的营养且美味，是孕妈妈们都非常喜爱的食物。但是，市场上的各种水果制品与水果的营养和功效是否等同呢？

水果制品包括果汁、罐装水果和果脯等干果制品，这些食物保存和携带方便，具有独特的口味。但是它们在营养方面有很多不足，果汁是水果经压榨后提取的，膳食纤维、维生素 C 有部分损失；果脯是将新鲜的水果用糖腌制而成的，含糖量高，维生素含量少；而干果是水果经脱水而成的，损失了很多维生素。可见，水果制品的营养成分低于新鲜水果，不可代替新鲜水果在孕期的营养价值。

因此，孕妈妈应选择新鲜水果补充维生素和膳食纤维，而非水果制品。

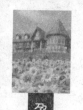

70. 能用果汁代替水喝吗？

有些孕妈妈不喜欢白开水的味道，又不敢喝茶或咖啡等，于是用大量的果汁代替白开水，并且认为将水果打成水果汁后，其中的维生素、矿物质等得到浓缩，更有营养。

然而事实上，在榨汁过程中，维生素、矿物质得到浓缩的同时，糖分、能量等也得到了浓缩。举例来讲，一杯100毫升的橙汁含有15克碳水化合物，能量为60千卡（相当于近半两米饭的能量）。有些孕妈妈可能对这点能量不以为意。但是，如果您尽情享用一杯刚榨出来的新鲜橙汁，大概不会只喝100毫升，一般每次要饮用200~300毫升。长此以往，很容易造成孕期肥胖，甚至得妊娠期糖尿病等。此外，在榨汁过程中，对肠道有益的许多膳食纤维也都丢失了。

因此，建议对果汁异常迷恋的孕妈妈们，偶尔为之可以，但将果汁代替白开水饮用还是不可取。

71. 调味品里有什么学问？

人类通过吃饭来维持生命，而且还要吃得有滋有味有营养，能够最大程度上享受吃的快乐。调味品在其中发挥巨大的作用。调味品能够赋予食物特殊的风味，促进人们的食欲，帮助身体消化吸收。此外，一些调味品本身就具有较好的营养保健作用。

醋作为调味品，可解除食物的腥味，使其更加鲜美可口，并能促进胃酸分泌，增进食欲，还有一定的杀菌作用。用于烹调排骨、小鱼，可使骨酥肉烂，有助于骨中的钙、磷溶解，增加其吸收利用。但是不宜过量，否则可能会伤胃、损齿。

酱油中的鲜甜味来源于其中含有的氨基酸，其中包含了人体必需的8种必需氨基酸，具有较好的营养。但是应注意酱油中同时含有较多的钠盐，过多则容易导致高血压。

味精的有效成分是谷氨酸钠盐，谷氨酰胺本身是一种营养性氨基酸，对大脑代谢有帮助，但是味精中同时含有较高的钠量，并且加热时间太长，温度过高，容易使味精变质，因此高血压和水肿的孕妇应减少进食。

还有一些调味品常是中药成分，如桂皮、砂仁等，具有医疗保健作用。孕妇应选择质量良好的调味品，并正确存放和使用。质量差的调味品不但对人体无益，而且有害健康，如酱油若污染了产毒微生物后，食用后就会引起各种疾病。

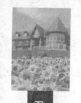

三

妊娠期的营养

了解怀孕期间不同阶段的营养生理特点，有的放矢，安排好孕产期的膳食就能够保证母婴健康。

72. 营养与妊娠分期有何联系？

妊娠全过程总共近 10 个月，根据其临床特点和营养生理特点，分为 3 期，前 3 个月称为妊娠早期，中期 4 个月称为妊娠中期，后 3 个月称为妊娠晚期。胎儿的生长发育随妊娠期的进展而加速，母体也随之发生适应性改变。因此，妊娠各期的营养需求并不相同。

妊娠早期胚胎的生长发育速度缓慢，胎儿尚小，胎盘及母体组织的增长变化不明显，对各种营养素的需求变化不大。但是许多孕妇在此期发生早孕反应，食欲不振，进食量比平时还少，容易缺乏营养，同时妊娠早期是胚胎组织分化和主要器官、系统的萌芽阶段，任何营养素的缺乏都容易造成胎儿发育不良或造成先天缺陷、畸形。因此应注意保证维生素和微量元素的全面摄入。妊娠中期胎儿各器官组织迅速发育，母体对营养素的需要量显著增多。胎儿的骨骼生长也需要较多的钙和磷，母体组织的增长需要大量的蛋白质，好在此时期多数孕妇胃口大开，食欲旺盛，有能力从食物中摄取所需营养物质。妊娠后期是胎儿大脑发育的关键时期，如果蛋白质摄入不足，可能导致脑细胞数减少而影响胎脑的成熟。最后的 3 个月也是胎儿体格生长最迅速的时期，胎儿对蛋白质、钙的需要量比妊娠中期更大，因此应特别注意此期营养物质的补充。

73. 孕前阶段的饮食应注意什么？

很多孕妇习惯于在知道怀孕后再补充营养，其实宝宝的健康，尤其是先天性体质往往从成为受精卵的那一刻起就已经决定了。这就对父母精子和卵子的质量以及受孕时的身体状况提出较高的要求。为了保证母婴健康，必须从孕前准备受孕时就开始调整自己的营养，按照《中国人平衡膳食指南》的标准，再注意补充维生素、矿物质就可以了。体重是衡量人体营养的一个指标，体重过低表现为消瘦、乳腺发育不良，将影响胎儿发育和产后泌乳，并且不耐受分娩所带来的体力消耗，导致分娩不利，因此应补充营养，尤其是优质蛋白质和脂肪的食物，使体重接近正常水平后再受孕。体重超重或肥胖也成为成年妇女妊娠、分娩的不利因素，并成为妊娠期高血压疾病、妊娠期糖尿病等疾病的危险因素。但是妊娠期间不能采用减肥措施，并且要保证胎儿的正常发育。因此肥胖的妇女应在孕前通过合理的营养，配合适量的体育锻炼，以达到或接近妇女的理想体重，提高身体健康水平与适应能力。

科学研究表明，不少食物对胎儿的发育有不同程度的影响。例如酒中含有较多的酒精，能够影响精子和卵子的质量，如果夫妻一方长期过量饮酒就可能导致慢性中毒，一旦受孕，可能导致胎儿畸形或出生后智力迟钝，因此建议夫妻在孕前半个月都要戒酒。还有吸烟，其中含有的尼古丁对受精卵、胎儿、新生儿的发育都有一定损害，在孕前1个月至整个妊娠哺乳期应戒烟。不少临床药物如抗生素和一些对肾脏有影响的中草药，对精子的活动、卵子的成熟等有不利影响，应注意不要轻易吃药。总之，从孕前就培养合理的饮食习惯和健康的生活方式一定会给您带来健康可爱的宝宝。

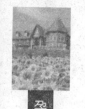

74. 孕前的饮食原则是什么？

孕前的营养供给方案还应参照平衡膳食的原则，结合受孕的生理特点进行饮食安排。首先要保证能量的充足供给，最好在每天供给正常成人需要的2200千卡的基础上，再加上400千卡，以供给性生活的消耗，同时为受孕积蓄一部分能量，这样才能使"精强卵壮"，为受孕和优生创造必要条件。其次要保证充足优质蛋白质的供给，男女双方应每天在饮食中摄取优质蛋白质40~60克，保证受精卵的正常发育。再次是保证脂肪的供给。脂肪是机体能量的主要来源，其所含必需脂肪酸是构成机体细胞组织不可缺少的物质，增加优质脂肪的摄入对怀孕有益。然后是充足的无机盐和微量元素，钙质、铁、锌、铜等构成骨骼、制造血液、提高智力，维持体内代谢的平衡。最后是供给适量的维生素，能够有助于精子、卵子及受精卵的发育与成长，但是过量的维生素，如脂溶性维生素也会对身体有害，因此建议男女双方多从食物中摄取，慎重补充维生素制剂。具体地说，建议夫妻双方每天摄入畜肉150~200克、鸡蛋1~2个、豆制品50~150克、蔬菜500克、水果100~150克、主食400~600克、植物油40~50克、硬果类食物20~50克、牛奶500毫升。

75. 孕早期有何营养特点？

孕早期在营养需要上与孕前没有太大的区别，胎儿尚小，对各种营养素的需求量都不大，但为了保证胚胎发育和孕妇生理变化的需要，应合理调配膳食以保证能量和营养素的供给。这一时期许多孕妇有恶心、厌食、呕吐等早孕反应，常常会影响到营养成分的摄入。此时应为了腹中的孩子着想，尽量多吃一些自己喜欢的食物，保证摄入充足的营养，其中蛋白质、钙、铁、维生素要满足供给量标准。此期的饮食应以味道清淡、少油腻、易消化为原则，并且注意少量多餐。同时必须讲究全面营养和饮食卫生，防止因孕妇营养不良造成胎儿的先天缺陷和发育不良。例如孕妇如缺乏维生素D和钙质则容易患骨质软化症，婴儿易患先天性佝偻病。此外，许多食品添加剂，如色素、香精、防腐剂、漂白剂等以及被污染的食物等都有毒性作用，不利于胎儿发育，并且可能致畸。所以，孕早期妇女应少吃或不吃可乐型饮料、罐头食品、腌制品、熏制品及发霉的花生、玉米、土豆等。在孕早期，家里还应当根据孕妇的饮食爱好，多调整花样与口味，可用少量酸、辣味食品增加食物的色、香、味，做到多品种、少用油。也可多选择清淡而富有营养的小吃。

76. 孕早期的营养原则有哪些？

孕早期的膳食营养强调营养全面、合理搭配，避免营养不良或过剩。第一是合理全面的营养。提供胚胎各器官发育需要的各种营养素，同时还应考虑"早孕反应"的特点，适合孕妇的口味。第二是保证优质蛋白质的供应，孕早期胚胎的生长发育，母体组织的增大均需要蛋白质，是胚胎发育的关键时期，此时蛋白质、氨基酸缺乏或供给不足能引起胎儿生长缓慢，甚至造成畸形。同时早期胚胎不能自身合成氨基酸，必须由母体供给，因此应从膳食提供充足的优质蛋白质，每天不少于40克，才能满足母体需要。如果不愿吃动物性食物者可以补充奶类、蛋类、豆类、硬果类食物。第三是适当增加能量的摄入。胎盘需要将一部分能量以糖原形式贮存，随后以葡萄糖的形式释放到血液循环，供胎儿使用。胎儿能够利用的能量也主要以葡萄糖为主，母亲应适当增加碳水化合物的入量，满足胎儿的能量需要。每天至少摄入150克的碳水化合物，以免因饥饿而使体内血液中的酮体蓄积，被胎儿吸收后，对大脑的发育将产生不良影响。脂肪用量也不能过低，以防止脂溶性维生素不能被吸收。第四是确保无机盐、维生素的供给。为了补充足够的钙质，应多进食牛奶及奶制品，不喜欢喝牛奶的人可以喝酸奶、吃奶酪或喝不含乳糖的奶粉等。呕吐严重者应多食蔬菜、水果等碱性食物，以防止发生酸中毒。第五应注意少量多餐，食物烹调清淡，避免食用过分油腻和刺激性强的食物。

77. 孕中期有何营养特点？

孕中期时孕妇的身体发生了一系列的变化，一方面体重迅速增加，另一方面胎儿也增长迅速，一些组织器官还在继续分化，已经分化的器官则要在形态上完善之后，进行功能的完善。妊娠反应减轻了，食欲增加了，母体单纯凭借"吃饭"就能满足营养的需求。这一阶段，孕妇开始能够感到胎动，胎儿可分辨男女。为了适应胎儿的增长，母体发生了适应性变化。子宫的体积逐渐扩大，乳腺增生迅速，血容量扩充，肾脏的排泄功能加速，部分营养素可随尿液而丢失。孕妇可因雌激素的影响而容易缺乏维生素 C，出现齿龈出血、肿胀、疼痛等症状。在妊娠中期，每周体重大约增长 0.4 千克，应依靠增加膳食中蛋白质、碳水化合物、脂肪的量，达到理想的体重并保证增长。此外，胎儿组织中钙、磷、钾、镁、锌等都在不断地储存，增加这些营养素的摄入是很重要的。其膳食营养应增加各种营养素摄入量，尽量满足胎儿迅速生长以及母体营养素贮存的需要，避免发生营养不良或缺乏，以免给胎儿生长发育和母体健康带来不利。

78. 孕中期的营养原则有哪些？

孕中期的膳食要求有如下方面。

（1）增加能量。由于孕中期基础代谢加强，对糖的利用增加，应在孕前基础上增加 300 千卡能量（0.8 兆焦耳），每天主食摄入量应达到或高于 400 克（8 两），并且精细粮与粗杂粮搭配食用。能量增加的程度可视孕妇体重的增长情况、劳动强度进行制订。

（2）保证优质足量的蛋白质。为了满足母体和胎儿组织增长的需要，并为分娩消耗及产后乳汁分泌进行适当储备，应增加蛋白质摄入量，每天比妊娠早期多 15 克蛋白质。动物蛋白质占全部蛋白质的一半以上。

（3）保证适宜的脂肪供给。脂肪开始在腹壁、背部、大腿等部位存积，为分娩和产后哺乳作必要的能量贮存。孕妇应适当增加植物油的量，也可适当选食花生仁、核桃、芝麻等含必需脂肪酸量较高的食物。

（4）多吃无机盐和微量元素。孕中期是孕妇血容量增加速度最快的时期，容易形成妊娠期贫血，应当多吃含铁丰富的食物，补充动物血液、肉类、肝脏等的血红素铁，同时补充维生素 C 也能增加铁的吸收；孕妇从孕中期开始加速钙的吸收和体内钙的贮存，应多吃含钙丰富的食物，补充奶类及奶制品、豆制品、鱼、虾等食物；孕中期对碘的需要量增加，应多吃含碘的食物，及时补充各种海带、紫菜、海产品。

（5）增加维生素的摄入量。孕中期对叶酸、维生素 B_{12}、维生素 B_6、维生素 C 以及其他 B 族维生素的需要量增加，应增加食物的摄入。这要求孕中期选食米、面并搭配杂粮，保证孕妇摄入足够的能量和避免硫胺素摄入不足，同时应注意烹调加工合理，少食多餐，每日 4~5 餐以满足孕妇和胎儿的需要。

79. 孕晚期有何营养特点？

孕晚期胎儿生长迅速，细胞体积迅速增加，大脑的增长达到高峰，表现为大脑皮层增殖和髓鞘化迅速。肺部迅速发育，以适应产后血氧交换功能。皮下脂肪大量堆积，胎儿体重猛增，每月体重增加 700~1000 克，营养对胎儿的影响较前两孕期更为重要。孕期的母体

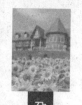

也发生了适应性变化。孕晚期增大的子宫可能会产生压迫症状而引起母体的不适，如"烧心"（胃灼热）、便秘以及胃容量减少，出现饱胀等症状。在孕期第32~36周，血容量增长达到高峰，血液脂质水平增加。由于孕酮及雌激素的作用，基础代谢率进一步增加，致使有些孕妇在孕晚期表现为水钠潴留，而出现轻度高血压、水肿、蛋白尿。此外，过多雌激素的作用使甲状腺素分泌进一步增加。同时孕晚期胎儿的生长迅速，对能量需要达到最高峰，胎盘分泌的激素进一步增多，对母体胰岛素产生拮抗作用，使更多的血糖能够为胎儿所利用。孕晚期营养摄入不足尤其是蛋白质和能量的摄入不足会影响胎儿的正常发育，并可能产生严重的后果。母体营养不良或营养素储备过少，还可能影响分娩的过程，导致产程延长。

80. 孕晚期的营养原则有哪些？

结合孕晚期的营养特点，应在孕中期饮食的基础上，进行相应的调整。首先应增加蛋白质的摄入，此期是蛋白质在体内储存相对多的时期，其中胎儿约存留170克，母体存留约为375克，这要求孕妇膳食蛋白质供给比未孕时增加30克，应多摄入动物性食物和大豆类食物。其次应供给充足的必需脂肪酸，此期是胎儿大脑细胞增殖的高峰，需要提供充足的必需脂肪酸，如花生四烯酸，以满足大脑发育所需，多吃海鱼可利于二十二碳六烯酸（DHA）的供给。再次是增加钙和铁的摄入。胎儿体内的钙一半以上是在孕后期贮存的，孕妇应每日摄入1000毫克的钙，同时补充适量的维生素D。胎儿的肝脏在此期以每天5毫克的速度贮存铁，直至出生时达到300~400毫克的铁质，孕妇应每天摄入铁29毫克，且应多摄入来自于动物性食物的血红蛋白型的铁。孕妇应经常摄取奶类、鱼和豆制品，最好将小鱼炸或用醋酥后连骨吃，饮用排骨汤。虾皮含钙丰富，汤中可放入少许；动物的肝脏和血液含铁量很大，利用率高，应经常选用。然后是摄入充足的维生素。孕晚期需要充足的水溶性维生素，尤其是硫胺素，如果缺乏则容易引起呕吐、倦怠，并在分娩时子宫收缩乏力，导致产程延缓。最后是能量，其供给量与孕中期相同，不需要补充过多，尤其在孕晚期最后1个月，要适当限制饱和脂肪和碳水化合物的摄入，以免胎儿过大，影响顺利分娩。

81. 孕晚期食欲不振应该如何处理？

孕晚期，随时发作的宫缩疼痛常常让孕妈妈无法正常进食，甚至发生呕吐，严重影响孕妈妈营养的摄入。为了防止营养不良造成分娩困难，我们可以利用宫缩间歇期来进食，做到少吃多餐，每天进食4~5次。饮食上，我们可以选择富含糖分、蛋白质、维生素，而且容易消化的食物，例如蛋糕、面汤、稀饭、肉粥、点心、牛奶、藕粉、苹果、果汁等。

孕妈妈宜选择容易消化的食物，并分多次进食。此时还容易有贫血的症状，要摄取足量的铁质，避免进食盐分太多的食物。含防腐剂、人工色素、味精的方便面、加工食品等要少吃。同时，也不宜多吃含水分太多的水果，避免引起水肿症状。

82. 孕晚期发生水肿应该如何处理？

随着妊娠的进展，越来越大的子宫会对盆腔和下肢的血液回流形成一定的阻碍，因此到了妊娠中晚期，有些孕妈妈的足踝、下肢会在午后开始肿胀，用手指压一压会有小坑儿，到晚上临睡时情况最严重。水肿是怀孕29周后经常出现的现象，孕妈妈要注意定期产检，及早发现水肿现象。

在生活中，孕妈妈要注意不要长时间站着或坐着，每隔1~2小时进行适当活动，尽量将下肢抬高；午间如能卧床小憩最佳；晚上尽早上床，可以用薄枕或棉毯将下肢抬高，采用左侧卧位；注意适当调换鞋子；袜口不要过紧，实在不行，可以将袜口边的松紧部位剪几处小豁儿。在饮食方面，应尽量清淡少盐，每日盐摄入量要少于 3 克。此外还可以多吃缓解水肿的食物，如黑鱼、番茄、菜花、淡海带、冬瓜、西瓜、洋葱等，这些都能有助于水肿的缓解。

83. 分娩过程中需要吃东西吗？

初产妇的平均产程为 12 小时，少数产妇的总产程可达到 16～20 小时，孕妈妈在待产过程中应少量多次进食，并注意摄入足够的水分，以保证有充沛的精力及体力在胎儿娩出过程中用力。在分娩期，特别是第 1 产程，时间长、疼痛频繁，产妇体力消耗大，应该进食高能量、易消化的食物，如面条、粥、蛋糕、巧克力等，这样才能保证有足够的体力完成第 2 产程。否则，产力减弱，产程要延长，顺产的也有可能因子宫收缩乏力而变成难产，第 2 产程时可吃一些巧克力，以尽快补充体力。正常分娩后稍作休息，应进食易消化的半流食，如鸡蛋挂面、蛋羹、藕粉等，以补充消耗的体力。

一些产妇由于宫缩阵痛而不愿进食，家属或护士应耐心劝导，让产妇在宫缩间歇期尽量多吃一些；还有一些产妇在做胎心监测或破水需卧床时不能自己进食，家属或护士应协助进食。对于实在不愿意进食的产妇也不必勉强，因为在分娩过程中，产妇的胃肠消化及吸收功能均减弱，且随着产程的进展，宫缩越来越强，强烈的宫缩常常引起恶心、呕吐，故而此时进食可能会引起误吸或加重恶心、呕吐的程度，可通过静脉输液来补充能量和水分以帮助其顺利度过产程。

84. 为什么巧克力是临产时的优良食品？

当前很多营养学家和医生都推崇巧克力，认为它可以充当助产大力士，并将它誉为"分娩佳食"。理由是巧克力的营养丰富，含有大量的优质碳水化合物，而且能在很短时间内被人体消化吸收和利用，释放出大量的能量，供人体消耗。据测定，每100克巧克力中含有碳水化合物50克左右、脂肪30克左右、蛋白质15克以上，还含有较多的锌、维生素 B_2、铁和钙等，其被消化吸收和利用的速度是鸡蛋的5倍、脂肪的3倍。巧克力的体积小，能量高，而且香甜可口，吃起来也很方便，产妇只要在临产前吃一两块巧克力，就能在分娩过程中获得更多的能量。且巧克力中的咖啡因能让人忘记疲劳，在一定程度上有振奋体能的作用。因此，让产妇在临产前适当吃些巧克力对其身体十分有益。

85. 胎儿胎盘的质量与母亲营养有何关系？

胎盘是母体与胎儿进行气体交换的场所，也是胎儿吸收营养物质和排泄代谢产物的渠道，它还是一个重要的内分泌器官。胎盘是胎儿的附属物，并与胎儿同步发育。它是母胎双方组织的结合体，一面牢牢附着在子宫体壁上（母面），一面由脐带连于胎儿腹壁（子面），胎盘为了适应胎儿生长发育的需要而不断增大发育，到了分娩时已经增长至直径18厘米，约600克，胎盘物质交换的场所在孕后期比孕中期要增加十几倍，到了临近分娩时可高达13~14平方米，相当于正常成年人肠道吸收的面积。由于胎儿和母体之间没有直接的循环联系，所有的营养物质都是通过胎盘传送。胎盘成为母婴的"通讯员"。在胎儿血液中有一部分营养素的浓度高于母血，如铁、钙、磷、镁和碘，水溶性维生素 B_1、维生素 B_2、维生素 B_{12}、叶酸和维生素 C 等，这些物质易从母体运输给胎儿但不能反向运输。一些大分子营养物质如血浆蛋白、免疫球蛋白、脂质，不能直接通过胎盘，但是胎盘中存在很多酶，可以将这些复合化合物分解为简单物质。如脂类可被分解为脂肪酸，蛋白质被分解为氨基酸后就能够通过胎盘，再由胎盘将葡萄糖合成为糖原，将氨基酸合成蛋白质，将脂肪酸合成为脂肪后，再供给胎儿利用。胎儿的代谢废物如尿素、尿酸、肌酸、乳酸等，也是通过胎盘传送给母血，再由母体排出体外。胎盘还能分泌许多激素和酶进入母血，这些激素和酶的测定，可作为观察胎儿发育情况的一些指标。

86. 孕妇偏食有何坏处？

有些孕妇在孕前就有偏食的习惯，等到怀孕后就更加"变本加厉"了，她们往往只吃自己喜欢吃的食物，并认为只要多吃就是有营养了，其实偏食和不合理的营养会影响胎儿的正常生长发育。一些孕妇在孕前就为了保持体形而很少摄入主食，她们认为主食是体形发胖的主要原因，其实主食为人们带来孕期需要的大部分能量和B族维生素、膳食纤维等，放弃主食将使母体严重缺乏能量，使胎儿停止发育。也有些孕妇为了保障孩子的营养而拼命摄入大量的动物性食物，每天每餐都有超量的鸡鸭鱼肉，同时炒菜用很多油脂，这将大大超过身体的需要而存积为脂肪，结果孕妇体重猛长，孩子却营养不良。也有孕妇日日与蔬菜水果为伴，不吃其他食物，结果能量和蛋白质入量均缺乏，胎儿生长缓慢。根据目前流行的说法，很多孕妇每天吃大量的硬果类食物，希望补充必需脂肪酸和优质蛋白质有助于胎儿大脑的发育，甚至说核桃的形状像大脑，多吃些能够补脑，其实孕期对必需脂肪酸的需要只比正常人略高，而普通的烹调用植物油就能满足这一需要，过多的硬果类食物同时含有极高的能量和脂肪量，将影响其他营养素的吸收。这要求孕妇通过学习营养知识，端正自己的看法，尽量让饮食接近平衡膳食，才能确保母婴平安。

87. 为了给孩子补脑，可以多吃点核桃吗？

许多孕妇都觉得在孕期摄入大量的坚果类食物，如花生、核桃等，能够让宝宝变得健康聪明。从营养学角度，坚果类食物确实属营养丰富的食物，除含有丰富的蛋白质、矿物质等外，还尤其含有较高的单不饱和脂肪酸，如亚麻酸等，对于孕妇及宝宝的心脑血管发育均有益。但是人体对于脂肪酸的需要量有限，单纯炒菜用油已经可以满足需要。核桃中的脂肪含量非常高，如吃得过多必然会因能量摄入过多造成身体发胖，进而影响孕妇正常的血糖、血脂和血压等。因此，核桃虽然补脑，孕妇也不宜多吃。每天吃 1~2 个核桃或者 3~4 个山核桃，炒菜时适当减少用油量就可以了。

88. 转基因食品能吃吗？

近两年来，针对"转基因食品"的话题十分火爆，许多人忧心忡忡地问，转基因食品能否使用？是否安全？

通过基因工程技术将一种或几种外源性基因转移到某种特定的生物体中，并使其有效地表达出相应的产物（多肽或蛋白质）的过程叫转基因。以转基因生物为原料加工生产的食品就是转基因食品。从工艺上说，转基因食品就是一种改良的技术工艺。

有些人担心这种人工引进的"非自然"的蛋白质在食用后会对人体产生有害的作用。其实大可不必担心。所有的蛋白质被人吃了之后基本上都会被分解成单个的氨基酸，而来自不同蛋白质的氨基酸对于人体来说都是一样的。只有一小部分没有分解完全的蛋白质片段（多肽），可能在肠道内引发人体的过度免疫反应，从而产生过敏反应。在我们的传统食物中，很多都能够导致过敏，比如花生、面粉、大豆、牛奶、鸡蛋、海鲜等。而转基因作物开发中的规则之一就是避免从这些可能含有过敏原的物种中寻找被转基因。并且，对于转基因作物来说，转进去的基因是明确的，能够很容易地跟踪它会不会引起过敏。

还有人担心，食物中新引进的基因在食用后会转移到人体中，导致某些疾病的发生。虽然从逻辑上，不能说这是"不可能"的，然而我们吃进去的食物中有各种各样的基因，新植入基因转移到人体的可能性并不会比其他的基因更高。而那些其他的基因，也不乏各种各样的"特殊功能"。故而，功能明确、容易追踪的"新植入基因"，也就不会比那些我们未知的基因更加"危险"。

目前学术界对转基因食品是否安全没有明确的定论，但多数学者对这种食品依旧持支持的态度。就我们国内而言，目前还没有对转基因食品作强制添加标志的规定，因此，即使有些消费者存有担心，也不能完全甄别出市场上哪些是转基因食品，哪些是非转基因食品。故而我们更建议孕妈妈们与其纠结转基因食品是否安全这些不确定的因素，不如关注如何建立一个对自身和宝宝健康都有益的良好的膳食模式。

 89. 孕妇能吃螃蟹吗？

秋天是大闸蟹最肥美的季节，不少孕妇面对着如此美味诱惑，垂涎欲滴，但又听闻"大闸蟹会导致流产"而"谈蟹色变"，拒之甚远。

南北朝时期梁朝名医陶弘景的中草药经典书籍《名医别录》记载"蟹爪，破包堕胎"，意思是螃蟹其性寒凉，有活血祛瘀之功效，食用后对早期妊娠会造成出血、流产。尤其是蟹爪，有明显的堕胎作用，所以常有人提醒孕妇不要吃。但目前这个说法，仍然存在着争议。其实从中医的观点来讲，产前不宜热，产后不宜凉，所以，按常理来说，产前食用一些凉性的食物如大闸蟹，也并非孕妇的禁忌。从西医角度来说，螃蟹是高蛋白的食物，优质蛋白对身体是有益无害的，因此西医并不支持这种说法。

但值得注意的是，螃蟹容易变质腐败，吃的时候，要小心挑选，不要误吃死蟹，并且不要吃醉蟹等，否则可能会引起头晕、腹疼，重则会引起呕吐、腹泻甚至流产等情况。

90. 孕妇为什么不能喝太多含咖啡因的饮料？

随着现代生活的发展，咖啡因其良好的口味而成为一些妇女喜爱的饮品。对正常人来说，喝杯咖啡能够提神醒脑，减轻疲劳。但是长期过量饮用咖啡，对人体是非常不利的。首先，咖啡有一定的成瘾性，多数嗜好者会患有失眠症。其次，咖啡有一定的刺激作用，可能使心跳加快、血压升高。还有咖啡中含有的咖啡碱会破坏维生素 B_1，可能导致维生素的缺乏，病情较轻的表现为烦躁、容易疲劳、记忆力减退、食欲下降和便秘等。严重者可发生神经组织损害（多发性神经炎）、心脏损害（心脏扩大、心跳减慢）、肌肉组织损害（萎缩）及水肿。咖啡还会增加尿钙的排出，增加骨质丢失。对孕妇来说，超量咖啡的害处更多，并可能危及子代。国外的研究表明每日饮用较多的咖啡将导致胎儿发育不良，甚至发生畸形。学者们提醒孕妇在孕期，尤其是孕早期，最好不喝咖啡。孕妇可以通过多呼吸新鲜空气，多选择高蛋白质食物，多进行体育锻炼来保证自己的精力充沛。值得注意的是，并非只有咖啡才含有咖啡因，目前市场上、商店里五花八门的饮料、饮品中均含有咖啡因，如可乐、可可饮料等，过浓的茶也含有类似咖啡因的物质，因此奉劝喜爱咖啡、可乐、浓茶的人们，为了宝宝健康，应暂时忍耐，选用白开水、矿泉水为好。

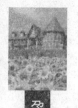 **91.** 孕妇应当如何选择食物？

孕妇掌握良好的营养原则，确保能量的供应和营养素的均衡摄入，在具体食物的选择时应注意以下几点。

（1）主食，应注意粗细粮的搭配，有粗有细，经常选择一些糙米、杂粮、粗面、燕麦片等。同时应注意摄入充足的量，确保能量的供给。

（2）肉类，以鲜肉为好。咸肉、香肠、火腿中的B族维生素损失多，并且其中含有亚硝酸盐，被吸收入血液后，能与氧合血红蛋白结合而失去携氧的功能，使组织缺氧。如果食入过多，可引起中毒。营养学上常说的"没腿的比两条腿的好，两条腿比四条腿的好"是说当选择肉类时，鱼虾类比禽类好，禽类又比四条腿的畜肉类质量好，可以作为选择肉类的参考。

（3）奶蛋类，含优质蛋白质多，钙质来源好，应多选多吃。

（4）豆制品，以豆腐、豆浆最好，蛋白质的利用率也高，应该经常选用。

（5）蔬菜水果类，蔬菜水果越新鲜越好，并应及时食用，以免维生素C的损失增多。绿色蔬菜、黄色蔬菜（如胡萝卜等）、黑色蔬菜（如黑木耳、黑芝麻）都对人体有利。一定不要吃腐烂变质的蔬菜水果。

（6）植物油，含有多量的必需脂肪酸，质量优于动物油，但应注意不吃变质的油脂或多次使用的"陈油"。

92. 孕妇为什么不能酗酒？

酒是喜庆宴席和社交应酬中必备的饮料，偶尔喝酒在所难免，但是饮酒成癖，每餐必喝就有害健康了。酗酒者以男性居多，但是我国有些地区的妇女却有经常饮酒的习惯，尤其是在冬季和夏季，白酒和啤酒成为她们的杯中之物。而在孕期饮酒将可能对母体和胎儿带来极为严重的后果。孕期过量的饮酒将会因酒精中毒引起自发性流产或死胎；酒精中毒还会使胎儿在子宫内生长不良，新生儿出生体重低，表现为小头、面相古怪、前额凸出、发位低、眼裂小，眼睑下垂，凹鼻梁、鼻孔朝天，唇腭裂或扇风耳，心脏发育不良，长大后个个智力低下，严重影响了人口的素质。新生儿常在出生4周内死亡，死亡率可高达17%。医学试验证实，酒精能迅速通过胎盘进入胎儿体内，胎儿组织中的酒精浓度与母体的血液酒精浓度相近，酒精或其毒性分解物质可能导致胎儿发育异常。也可能由于母体慢性酒精中毒引起本身染色体畸变，使子代畸形。还有，如果孕妇只是喝酒而不注意营养的平衡，就会影响胎儿发育。胎儿受害的程度与母亲的饮酒量及酗酒的时间有关，饮酒量越大，嗜酒时间越长，对子代的危害越大。因此，孕妇应滴酒不沾，甚至在孕前2~3个月就应禁酒。此外，为了保证胚胎的质量，准爸爸们也应在孕前禁酒，以免影响精子的质量。

93. 孕妇进补应注意什么？

从得知怀孕的那一刻起，也许您就开始与补品为伍了。家人、朋友都会买大量的补品、保健品略表关怀之心。面对琳琅满目的补品，孕妇应注意学会选择，因为不恰当地进补，非但无益反而有害于健康，真可谓"费力不讨好"。

总的来说，孕期进补应注意缺什么补什么。首先应了解孕期对各种营养素的需求，主要是对能量、蛋白质、脂肪、微量元素和维生素的需要量增加。然而目前市场上多数补品并不以补充蛋白质、维生素为主。孕妇应全面了解补品的有效成分，属于补血的、补铁的、补钙的还是补充维生素的，再进行有针对性的补充。应注意的是，人参、桂圆之类的补品，有很多人希望通过它们补中益气，但其对孕妇和胎儿弊多利少。从中医角度来说，孕期母体处于阴血偏虚、阳气相对偏盛的状态，而人参属于大补元气的营养品，如果孕妇长期大量食用，可能加重阴虚火旺，很多人表现为兴奋激动、躁狂，血压升高等不良反应。此外服用人参过多可产生抗利尿作用，易引起水肿，可能加重妊娠呕吐、水肿和高血压，甚至可能导致流产。从胎儿的角度来看，对人参的耐受性很低，母亲吃太多人参补品可能会导致死胎。除了人参外，鹿茸、鹿角胶、胎盘等食物都应避免。此外孕妇补充脂溶性维生素时应注意不要过量，过多的鱼肝油、维生素 D 等都会引起食欲减退、毛发脱落、维生素 C 代谢障碍等，如果需要补充也一定要在医生的指导下进行。

94. 孕妇为何喜欢吃酸？

目前民间仍流行着孕妇"酸儿辣女"的传说，意为如果在孕期喜欢吃酸，就可能生男孩，如果喜欢吃辣就可能生女孩。关于食物的酸辣能否对性别产生影响，仍缺乏科学的依据，但是在孕期，很多孕妇喜欢吃酸味、辣味等刺激性的食物却是事实。分析其原因，在怀孕后胎盘会分泌出一种叫做绒毛膜促性腺激素（HCG）的物质，这种物质有抑制胃酸分泌的作用，能使胃酸显著减少，消化酶活性降低，并会影响胃肠的消化吸收功能，使孕妇产生恶心、呕吐、食欲下降、肢软乏力等症状。由于酸味能刺激胃液的分泌，提高消化酶的活性，促进胃肠蠕动，增加食欲，有利于食物的消化吸收，因此多数孕妇喜欢吃酸味的食物，以抑制 HCG 分泌所带来的消化能力减弱。从营养学角度来看，孕妇吃酸也有利于满足母亲的营养需要。酸性物质能够帮助铁质的吸收，将三价铁转化为二价铁，促进血红蛋白的形成。酸性物质还能提高膳食中钙质的溶解度，利于吸收，有助于胎儿骨骼的形成和发育。维生素 C 能够增加母体的抵抗力，促进孕妇对铁质的吸收，并对胎儿细胞基质的形成、产生结缔组织、心血管的生长发育、造血系统的健全都有着重要作用，而许多富含维生素 C 的水果都呈酸性，如山楂、沙棘、柑橘等。由此可见，孕妇喜欢酸味食物是符合生理和营养需要的。但是吃酸也需要科学，有些孕妇喜欢吃腌制的酸菜或者酸味的果脯、罐头等，这些物质可能酸味很浓，但是维生素 C、蛋白质、矿物质等多种营养成分几乎全部被破坏，虽然食用很多却对人体弊多利少。孕妇可以多选用新鲜的西红柿、樱桃、杨梅、海棠、石榴、葡萄、山楂等水果，既能改善孕妇的胃肠道不适症状，又可增强食欲，补充营养，可谓一举多得。

95. 少用盐如何能够做出美食？

食盐是饮食调味的基本佐料，但对于许多有水肿或妊娠期高血压疾病的孕妈妈来说，需要严格控制盐的摄入量。对于普通的孕妈妈来说，多吃盐也会促进肥胖及增加心肾负担，不利于母婴健康。那么，在漫长的孕期，如何做到降低饮食中的盐分而又不影响食欲呢？

在菜肴出锅时撒盐或酱油，强烈的咸味能唤起人们的食欲。如烹调过程中早早加入食盐，会使食盐很早就完全溶解在菜肴中，吃的时候就感觉不到咸味。而在菜肴出锅上桌时把食盐或酱油撒上去，可以在用量相同的情况下，使咸味更加明显。

有些食物本身就具有香味，如香菜、芹菜、青蒜苗等。我们可以用它们来调理菜的味道，以减少用盐量。还可以把花生、芝麻等富含脂肪的坚果类捣碎，混在菜里一起吃，这样能增香调味。蘑菇、紫菜、玉米等有天然风味的食物也可以制成各种不加盐而味美诱人的膳食。

此外还可多用醋、茄汁等调味。充分利用酸味，如用醋拌凉菜，因为酸味能刺激胃酸分泌，增强食欲。拌凉菜时加入醋和稍许酱油味道会鲜美，且不必多放盐。也可以使用山楂、柠檬、柚子、橘子、番茄等，这些蔬菜水果均能促进食物的酸感和风味。

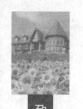

另外还可用撇去油的鱼汤、肉汤等高汤烹调菜肴，可以减少酱油和盐分的用量。肉汤中含有丰富的氨基酸，可以诱发强烈的食欲，因而在制作各种菜肴时，应充分利用肉汤，合理搭配，花样翻新。鱼、肉烹制久一些，使之色香味俱佳，以增进食欲。

因此，低盐也可以美味，"吃货"孕妈妈们不必觉得因为要限盐就被剥夺了对美味的享受！

96. 孕期应如何用营养手段防止职业性危害？

有些职业可能会危害受孕和孕期，并给母亲和孩子带来极大的损害，造成非常严重的后果。有些妇女长期接触工业铅、汞、苯、汽油以及强烈噪声、化学制剂、长时间的屏幕操作等都可能影响月经的规律，并对卵细胞造成损伤，影响卵子的发育，使妇女月经异常、不孕，并可以通过母体干扰胎儿的正常发育，导致胚胎死亡或出现先天畸形等。如果母亲在孕期接触可经胎盘致癌的物质，如己烯雌酚，其子女还在儿童期就有发生恶性肿瘤的危险。这就要求妇女在准备怀孕前就应尽可能减少与这些有害物质的直接或间接接触，并用半年以上的时间消除有害物质对身体的影响，然后考虑受孕。妊娠的前三个月是胎儿组织器官形成的关键时期，应远离有害物质，同时在饮食中增加新鲜蔬菜、水果等抗氧化能力高的食物的摄入。对机体的免疫系统、消化系统进行必要的保护，在生活中尽量减少不良生活习惯，不吃油炸、油煎食物，不吃腌制品和熏制品，少用含有重金属的化妆品，减少各种有害因素对母体的损伤。

四

孕期饮食生活的注意事项

了解孕期营养知识的同时，也需在孕期树立良好的生活习惯，灵活安排好饮食生活，避免走入营养的误区。

97. 孕期饮食如何与运动相配合？

孕妇在孕期应当增加营养，注意休息，减少工作劳动强度，对孩子的发育是有好处的。但有些孕妇格外重视"自身健康"。为了养好身体，每天除了吃就是睡，任何家务劳动都不参与，怕动了"胎气"。其实过分的休息，加上营养过度，对胎儿也是不利的。我们提倡在加强营养的同时，进行适当的体育锻炼，主要是进行一些体操运动。适当的体育锻炼既能促进机体的新陈代谢、加速血液循环、增强孕妇的心肺功能，同时还能帮助孕妇更好地消化并增进全身肌肉的力量。由于摄入了较高的能量，很容易超过身体的需要，导致脂肪过多的存积，尤其是贮存在小腹、臀部、大腿处，从而使孕妇乍一看大腹便便以为是孩子个大，做了 B 超才发现胎儿偏小，吃入的营养全化为脂肪长在母亲自己身上了。通过适量的运动锻炼，能够有效控制腰围与臀围的增大，也有利于将来产妇体形的恢复。产科大夫最常抱怨的是现在的产妇产力太差，很多人不能耐受分娩的痛苦，导致产程延长，最终不得不采用剖宫产等手段。究其原因，与妇女长坐少动是有一定关系的。从妊娠早期开始，孕妇就该学做一些保健操。刚开始练习时，不习惯体操的孕妇可能会觉得累，但可以逐渐增加运动量。此外，饭后的定时散步也有益健康。活动量可以根据自己的体力决定，即使到

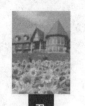

了孕晚期也应有少量的活动。整个妊娠期间，如果能坚持不懈，即使营养过剩，也不会加入肥胖症的行列，而且使全身肌肉有力，一朝分娩就可以应付自如，因此适当运动能够使孕妇受益匪浅。

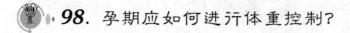

98. 孕期应如何进行体重控制？

孕妈妈在孕期的体重增加有其规律及要求，根据孕前体重及营养状况，孕早、中、晚期体重增长要求不同（具体见下表）。如体重增长过缓过少，可能会影响宝宝的正常发育；如体重增长过快过多，有并发妊娠期糖尿病及巨大儿风险。因此，控制体重，让其合理地增长十分重要，这是一项长期任务，需要持之以恒，循序渐进。避免体重增长过快，可采取以下措施。

合理饮食，避免摄入高糖、高脂的食物，饮用脱脂奶，肉吃纯瘦的，多吃新鲜的蔬菜、水果，防止坚果类食物的过多摄入。

晚饭适量少吃。之所以提倡晚饭吃得少，是因为吃过晚饭后人们往往懒于活动，能量容易在体内堆积，时间一长就会发胖。对于妊娠期的孕妈妈来说，早饭、午饭都吃好了，晚饭适当少吃点并不影响对胎宝宝的营养供给。

进行适当运动。孕期进行适当运动既可消耗体内能量，又可强体健身，还有助于顺利分娩。

注意监测体重，使体重增加保持在适宜范围内。

孕期体重增长范围

孕前体质指数 （BMI）	孕期体重 增加 （千克）	孕早期体重 增加 （千克/周）	孕中期体重 增加 （千克/周）	孕晚期体重 增加 （千克/周）
偏低（小于 18.5）	12~14	0.3	0.5	0.5
正常（18.5~25）	10~12.5	0.2	0.4	0.4
超重（25~30）	8~10	0~0.1	0.3	0.3
肥胖（大于 30）	7~9	0~0.1	0.2	0.2

注：BMI＝体重/身高^2

 99．孕期为什么不应选择罐头食品？

　　很多孕妇为了图方便，每天吃些罐头或方便面。她们的理由也简单，方便面带来能量，罐头更是五花八门，有鱼有肉、有水果有蔬菜，应有尽有。但是，从健康角度来说，过多的罐头食品对孕妇并无好处。罐头类食品在生产过程中，为了使色佳味美，加入了一定量的食品添加剂，如人工合成色素、香精、甜味剂等。另外，为了延长食物的保存期，几乎所有的罐头食品均加入防腐剂，这些物质一般都在国家卫生防疫部门制订的标准范围内，对人体的健康影响有限，但是如果过多食用也会在体内蓄积，带来各种副作用，这对于孕妇尤其是胎儿的发育非常不利。在胎儿器官的形成阶段，各器官对一些有毒的化学物质的解毒功能还未健全，所以很容易受到伤害。同时，母体摄入较多防腐剂后，体内各种代谢过程和酶的活性都会受到影响，从而波及胎儿。从营养学角度来看，罐头食品在生产过程中经过高热蒸煮杀菌的工序，使这类食品，尤其是水果、蔬菜类罐头的营养成分有很大损失。还有很多罐头中都加入了很多盐类，防止腐烂，在孕后期吃太多可能会加重水肿。因此，孕妇在补充营养时，还是以多吃新鲜天然食物来补充营养素为好。

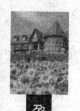

100. 孕妇外出进餐应如何选食？

有些孕妇不愿意在家中补充营养，更看中外面饭店的山珍海味，其实外面的饮食虽然很贵却未必有充足的营养。饭馆里的饭菜往往以动物类食物为主，即使是吃主食和蔬菜，也会加用很多油脂和食盐。因此，我们建议一天最好只在外面吃一餐，而用其他两餐膳食补充营养素的不均衡。在外面吃饭时，如果只是吃面条类食物，就可能造成优质蛋白质的缺乏，最好再配合一点鸡蛋、肉丝以及青菜类为好。饭店中的菜肴最容易缺乏的就是蔬菜及豆类食物，因此在点菜时，除了点肉类食物外，还应点些豆腐、青菜或水果沙拉等。在外面吃饭尤其要注意脂肪和盐分不要摄入太多，尤其是在吃西餐或者快餐食物时，会使用过多的烹调油而造成脂肪摄取过多。至于面类的汤里面，可能会加许多盐分，因此吃面时最好少喝汤。在吃猪排或牛排时，尽量不要蘸取太多的调味品，防止酱油摄入过量。此外，外出进餐尤其要注意饮食卫生，任何一次胃肠炎，对腹中的孩子都可能是致命的打击。

101. 孕妇轮班工作（三班倒）应如何进餐？

如果孕妇是一名上三班的工人或护士，在孕期其饮食生活将产生极大的变化，营养饮食方式也应当随着工作时间的变化进行适当的调整。由于个人需要和轮班工作的特殊性，个人的生活可能产生极大的差别，很难有一个明确而具体的营养调整方案，因此您应当告诉医生或营养师上班的详细时间，请他们帮助来安排生活。

您应当设法在工作时间内保证进餐的营养。由于一天中多数工作时间是在夜里，因此应在夜里也按时进餐，最好吃 2~3 餐，有些孕妇为了图省事，在家里草草吃一顿午餐或者晚餐，结果中午的饭还没有完全消化，又给胃肠增加新的负担而影响营养物质的吸收。这一餐距离第二天的早餐相距太远，有 3～4 个小时在饿肚子，使胎儿得不到充足的营养，甚至发生低血糖症。根据这些特点，孕妇可以采用少量多餐的方式，每天给自己规定 5～6 餐，上班前吃一点，工作 2、3 个小时后再吃一餐，进餐的食物并非一定要有鱼有菜，吃个鸡蛋，喝袋奶，吃个水果，来两块饼干就算一顿。也许在夜间无法摄入足够的青菜，这就要求您在白天的膳食中添加足够的青菜和适量的油脂。三班倒的孕妇更要注意定期进行孕期保健检查，确保母婴健康。

102. 梦见什么食物就是缺什么吗？

最近经常听到孕妇反映一种说法："如果晚上做梦，梦见什么食物就说明身体已经缺乏某种营养了，需要赶快吃这种食物。"从科学角度来说，这种想法是很荒谬的。梦本来是大脑皮层在睡眠中保持兴奋活动的一种表现，或许您在白天看到或听到、想到某种食物，在大脑皮层留下了印象而在夜间重现。因此梦见某种食物并非缺乏营养素所致。有的孕妇可能因为受到某些古老传说的影响，梦见花生、红枣，而大量吃这些食物，结果导致营养过剩而发生肥胖。还有最常说的所谓"酸儿辣女"，让很多孕妇吃很多酸味的或辣味的食物，长期的条件反射，也可能梦有所现。因此孕妇仍需要按照平衡膳食方式安排饮食，不应考虑梦中的食物。

103. 烹调方法对营养有何影响？

孕妇需要加强营养，而膳食中营养能否被人体吸收还与烹调方法有关。良好的烹调方式不但带来良好的口味，还能有助于营养素被人体利用。不良的烹调方法会造成营养素的损失。例如淘米时搓洗的次数要少，力量要轻，并且不要浸泡，以减少维生素 B_1 的损失与破坏，煮饭时不要将米汤丢弃，可采用焖饭或用碗蒸。发面时应少加或不加

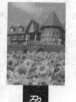

碱面，改用鲜酵母发酵的馒头松软适度，效果更好；吃菜时为了减少营养素的丢失，应先洗后切，切大块比切小块好，炒菜时少加水，切好后立即下锅，急火快炒。煮菜时应将水烧开后再放菜。吃肉类或鱼类时，原材料处理方法同蔬菜一样，能够减少营养素的丢失。在菜肴制作时，"炒"的营养素损失最少，"蒸、煮"时如果连汤带汁一起吃掉，营养素损失也较少；但如果是"炸、烤"，丢失的营养素就较多。吃排骨和鱼类时，加少量醋，不但可以去掉腥味，还可促进骨头中的钙质溶出，可能会增加钙的吸收。因此通过合理的营养搭配，配合正确的烹调方法，必然能让您安全度过孕期。

104. 孕妇应如何选择保健食物？

现代社会中，人们对生活质量的要求日益提高，希望有一个好的身体、聪明的头脑，能够有一个健康的宝宝。因此，人们对食物的要求已经不满足于饱腹，更期望在摄取食物的同时，获得长寿和健康。按照此需求，市场上出现了保健食品。1996年我国卫生部颁发的《保健食品管理办法》中定义保健食品为具有特定保健功能的食品，即适用于特定人群食用、具有调节机体功能、不以治疗疾病为目的的食品。根据这一定义，保健食品可能具有增智益脑，抗衰老、免疫调节等功效，并且适用于特定的人群。值得注意的是，保健食品起不到药效作用，不能以治疗疾病为目的。因此孕妇在选择保健食品时，一定注意选择适合自己在孕期用的补品。一些抗辐射、降血脂、减肥、降糖的保健食品，吃之无益。不要随便听信不负责任的广告宣传，期望能有一种解决所有问题的保健品，也不要相信保健品绝对无毒无害。在选购保健食品时应首先认真阅读产品说明，并尽量先尝试一下，根据自己身体条件的不同，寻找适合自己口味的产品。其次必须注意食品的卫生质量，如包装是否完整，生产日期是否接近保质期，有无生虫、霉变等。为了方便消费者能够选择到有质量保证的保健品，我国卫生部依次审批了一系列保健品，并给它们戴上"蓝帽子"标志。孕妇可以根据以上的几个要点合理选用保健食品，并且要掌握"缺什么就补什么"的原则。

105. 药物对营养有何影响？

几乎所有的孕妇都知道在孕期不能吃药，药物会导致胎儿的发育异常甚至畸形。但是营养与药物之间的相互作用就鲜有人知了。有些孕妇在孕期可能会发生一些异常情况，如胎儿过大或过小、孕妇贫血、胎位不正等，她们往往未经医生的指导，去寻找所谓"偏方或特效"，也有些人受广告宣传，迷信营养补品无毒无害，吃了总比不吃强。其实不恰当的药品或补品很可能造成营养失调。例如有些人因早孕反应胃部不适而吃些氢氧化铝来中和胃酸，由于铝在肠道会影响钙磷的吸收，如果大量服用可能导致骨质软化。孕妇发生便秘时服用液体石蜡帮助排便，可能导致脂溶性维生素和胡萝卜素也随粪便排出体外，肠蠕动加快还会减少小肠对营养物质的吸收。有些药物的结构与某些维生素的结构类似，在代谢过程中往往以假乱真，使叶酸、维生素 B_6 以及维生素 K 等无法发挥作用，或使其在体内耗竭，发生相应的缺乏，对胎儿发育不利。还有些药物服用后可能引起恶心、呕吐、味觉异常，而减少食量，使营养素摄入不足。值得注意的是，一些中药并非真的绝对无毒，所谓"是药三分毒"并非单指西药，同时也包括中药在内。中药中用于疏通利水的木通、厚朴等，很小剂量就可能发生肾功能损害。总之，药物对营养的影响主要表现在影响营养物质的摄入、吸收，妨碍其代谢，加速其流失，降低其利用，干扰其合成，从而引起营养缺乏。因此在孕期应多了解一些营养知识，注意饮食平衡，坚持体力活动，增强抗病能力，保持身心健康。如果需要用药，不应有思想顾虑，在医生的指导下适量应用。对于加重营养素丢失的药物，应在膳食中强化这些营养素。

106. 如何挑选和食用市场上的孕妇奶粉？

为了让孕妇更容易获得理想的营养，商家将商品不断推陈出新，设计出了多种孕妇专用的奶粉。所谓孕妇奶粉就是针对孕妇的生理特点，为促进胎儿的正常发育，满足孕妇和胎儿所需营养而特别配制的奶粉。但是消费者面对各种品牌、各具特色的孕妇奶粉，往往无所适从，应如何挑选和食用这些孕妇奶粉呢？

首先，需要了解各种品牌的特点，有的奶粉是含脂肪较低或几乎不含；有的不含乳糖，食用起来很少有胃肠道反应；有的强化了普通奶粉所没有的而胎儿发育亟需的叶酸；有的提供了亚油酸、亚麻酸等必需脂肪酸或 DHA；多数孕妇奶粉都提供了充足的微量元素，如铁、锌、铜等，还提供了充足的钙、磷，孕妇选择奶粉时必须注意营养的均衡。

其次，孕妇还要照顾自己的口味，在妊娠反应较重的孕早期，有些孕妇对口味非常敏感，酷爱某些口味，又反感某些口味，因此不应只看广告宣传，要根据自己的口味选择产品。

最后，就是喝孕妇奶粉的时机。这些奶粉虽然被称为孕妇奶粉，但是应在孕前几个月就开始补充，为漫长的孕期打下基础。再者是奶粉的每天食用量。孕妇奶粉并非越多越好，每天喝 1~2 杯，配合均衡的营养，就能够达到营养均衡、充足的目的。

107. 孕妇强化营养有哪些常见误区？

孕妇在长达近一年的强化营养的过程中或多或少会走入一些营养误区，了解这些误区将使您得到事半功倍的益处。误区之一，价钱越高者营养越好。营养品的价格取决于生产成本，包括原材料的价格、包装、销售、广告费等，有些原料的来源较少，如西洋参等使价格上涨。在选择营养品时更应考虑自己是否需要。鲜牛奶的功效未必就比昂贵的钙剂补钙效果差。误区之二，以零食、保健品代饭，为了加强营养每天补充很多营养品，以至于影响了正常进餐。许多孕妇认为反正已经摄入营养了不吃饭也行，这样做反而对身体不利，因为营养品大都是强化某种营养素或改善某一种功能的产品，单纯使用还不如普通膳食的营养均衡。误区之三，水果代替蔬菜。水果口感好，食用方便，深得孕妇喜爱，并且其中含有维生素 C、矿物质和膳食纤维，因此就多吃水果不再吃菜。这样做可能减少了蔬菜中不溶性膳食纤维的摄入，并诱发便秘。同时蔬菜更经济实惠，并且同肉类一起食用有助于达到平衡膳食，因此水果只是在一定程度上与蔬菜类似，但并不相等，更不能完全替代，在生活中不能放弃。误区之四，只要是有营养的东西，摄入越多越好。在孕期中加强营养固然正确却绝非多多益善。太多的营养摄入会加重身体的负担，并存积过多的脂肪，导致肥胖和冠心病的发生。体重过重还限制了体育锻炼，使抗病能力下降，并造成分娩困难。过多的维生素 A 和维生素 D 还能引起中毒出现胎儿畸形。因此孕妇仍要根据健康饮食的要求安排好一日三餐。

108. 喝牛奶就腹胀、拉肚子应如何补充奶制品？

奶制品在孕期的营养中占据非常重要的地位，是钙质、乳清蛋白、脂溶性维生素等的重要来源。然而许多孕妇喝完奶后，尤其是空腹喝奶，肚子又胀又痛，腹泻 1~2 次后又恢复正常，第二天再喝牛奶时又重复出现这种情况。究其原因，主要是牛奶中所含有的一种名叫乳糖的物质所导致，它给牛奶带来一种淡淡的甜味。人体吸收乳糖需要依靠一种叫乳糖酶的物质。在婴幼儿时人体生成乳糖酶的数量很丰富，使胎儿能够很好地消化吸收母乳和牛奶等。但是到了 12~16 岁时人体生成这种酶的能力下降，到了成人阶段，约有 60% 的人生成乳糖酶的能力已经很低，有人甚至完全丧失了合成这种酶的功能。在这种情况下，如果空腹喝大量的牛奶，乳糖不能被及时消化，而被肠道内的细菌分解后大量产气、产酸，刺激肠道收缩，肠蠕动加强，从而出现腹痛、腹泻，这种现象叫做乳糖不耐受。欧美国家的人成年后产生乳糖酶的能力很少下降，因此能够喝大量的牛奶。但是我国居民成年后有约 60% 的人绝对或相对缺乏乳糖酶，因此有相当多的人喝牛奶就腹泻。克服这种现象的方法就是避免空腹时大量饮用牛奶，应该先进食一定量的其他食物，如面包、饼干后再喝奶，或者将牛奶与其他食物一同吃下，降低乳糖在肠道中的相对浓度，使细菌分解缓慢进行，分解产物逐渐被吸收。此外，用酸奶代替牛奶，能够通过乳酸菌把牛奶中的乳糖转变为可吸收的乳酸，就不会发生腹胀、腹泻的现象。选择一些不含乳糖的奶粉也能收到良好的效果。

109. 孕期补充维生素 C 越多越好吗？

经常听说孕妇补充维生素 C，原因是维生素 C 对身体有诸多好处，如果在孕期缺乏可能引起坏血病，对孩子非常不利。补充维生素 C 还能预防感冒和促进孕妇感冒后的康复，增加铁的吸收等，同时它属水溶性维生素，即使吃多了也会随尿液排出，对身体有益无害。况且维生素 C 非常便宜，购买方便，每天吃上几片就省了吃蔬菜水果了。但是，现代科学已经逐渐发现大量维生素 C 可能带来的不利影响。首先大量维生素 C 在体内经代谢后可以变成硝酸，这是肾结石形成的因素之一。大量摄入维生素 C 还可能破坏维生素 B_{12} 的代谢，从而引发另一种贫血。如果长期每天服用 1 克以上的维生素 C，形成习惯，一旦终止就可能产生维生素 C 缺乏症。目前市售的维生素 C 剂量多为每片 0.1 克，稍有不慎就可能摄入超过 1 克。因此，为了平安度过孕产期，增强抗御疾病的能力，维生素 C 的最好来源仍是新鲜蔬菜、水果，此外可以在医生的指导下，每天摄取少量的维生素 C 制剂，满足孕期需要就可以了。

五

孕期特殊情况下的
营养调理

妊娠过程并非总是一帆风顺，一些妊娠并发症或者合并症时刻都会威胁着母婴健康。了解这些疾病，用营养知识辅助治疗这些疾病，将身体调节到最佳状态。

110. 妊娠合并贫血时如何饮食安排？

贫血是妊娠常见的并发症，由于孕期血浆量增加但血液内容物如血细胞数目增长较少，就很容易出现贫血。孕期贫血以缺铁性贫血最为常见，我国统计妊娠合并贫血的发病率为 10%～20%。贫血对妊娠妇女、胎儿均有不良影响。因贫血导致子宫缺血容易发生妊娠期高血压疾病，严重贫血者容易患产褥感染，贫血孕妇的胎儿出现早产、死产的发生率均高于正常孕妇所生胎儿，新生儿体内储铁过少，可能在 1～2 岁发生贫血。世界卫生组织（WHO）制订的贫血标准为血红蛋白低于 110 克/升。由于铁在血液形成过程中的重要作用，补铁成为最主要的干预手段。妊娠过程中应多吃含铁量、含优质蛋白质、含维生素 C 高的食物。铁在食物中广泛存在，但以动物类食物的血红素铁吸收更好，因此应每天补充瘦肉（牛肉、羊肉、猪肉）、蛋类、奶类，每周吃 2～3 次动物肝脏，此外黑木耳和海带也是含铁很丰富的食物。对于产前就有贫血的人，每天摄入 20 毫克以上的铁是比较困难的，应口服铁剂，如硫酸亚铁。除了保证铁的摄入量充足外，更应注意的是保证铁的良好吸收。铁是在十二指肠吸收，并且需要一定的酸性环境，如果胃酸偏低就会影响吸收，应给患者提供适量的酸味食物或者配合维生素 C。新鲜蔬菜中和水果里含有大量的维生素 C，并且能将食物中氧化型铁转变为还原型铁，更易于吸收。摄入充足的优质蛋白质，不但有一定的造血效果，而且有提高铁吸收率的作用。对于严重的贫血患者，血红蛋白低于 60 克/升而且接近临产期的孕妇，可给予输血治疗。临产时还可以服用维生素 K 等止血剂以防产后出血过多而加重贫血。

111. 孕期合并巨幼细胞贫血如何进行营养治疗？

孕前或孕中缺乏维生素 B_{12} 或者叶酸可能会患上一种名为巨幼细胞贫血的疾病。这种贫血的特点是骨髓里的幼稚红细胞量多，红细胞核发育不良，成为特殊的巨幼红细胞。这两种营养素都是在红细胞的合成阶段发挥巨大作用的物质。正常人缺乏叶酸 15~18 周会发生贫血，但由于孕妇对于叶酸的需要量大大增加，同时尿中叶酸的排出量增加，因此缺乏症状出现得早并且严重。经常以感染和妊娠中毒症状为主要诱因，表现为呕吐、腹泻、舌炎，常有低热、水肿、脾肿大，可能引起流产、早产、胎儿发育不良。中国医学科学院报道 88 名成人巨幼细胞贫血的患者中有 43.2% 的是妊娠妇女，因此在我国叶酸或维生素 B_{12} 缺乏已经成为非常严重的问题。一经诊断为贫血，应当摄入富含叶酸的新鲜蔬菜和富含蛋白质的食物如肝脏、瘦肉，并改善烹调方法，目前很多孕妇专用奶粉中均强化了叶酸，应注意补充。维生素 B_{12} 主要存在于动物性食物中，牛肉、瘦猪肉等均有丰富的维生素 B_{12}，此外，摄入富含铁的食物也能够帮助提高吸收率。应引起注意的是，大量摄入维生素 C 可能破坏食物中大部分维生素 B_{12}，如果因维生素 B_{12} 缺乏引起的巨幼细胞贫血并发神经系统病变，单纯以叶酸治疗，贫血可以减轻但神经系统症状反而加重，因此必须辅助补充维生素 B_{12} 或者甲基维生素 B_{12} 治疗。

112. 妊娠剧吐时如何饮食安排？

一般来说，只要妊娠都会有妊娠反应。但有的孕妇表现为频繁的呕吐、厌食，甚至单纯喝水也会呕吐，一连几天下来就可能导致脱水、电解质紊乱，由于能量摄入不足而动用体内脂肪氧化来供给能量，同时又容易发生酮症酸中毒，称为妊娠剧吐。

此病与胎盘分泌较多的绒毛膜促性腺激素（HCG）有关，也与精神过度紧张、心理作用有关。对于此类患者应重在预防，在妊娠前就加强营养，保证精神放松，补充维生素 B_1、维生素 B_6、维生素 C。对于症状较轻者应多予精神鼓励并尽量给予孕妇喜欢吃的、易消化的食物。少量多餐，清淡为主，避免让其闻到烹调食物的味道。鼓励孕妇每天至少食入 180 克的碳水化合物（约 240 克的主食），以免发生酮症，吃些烤面包、烤馒头片等食物，有助于减少呕吐。采用流食的方式，让患者尽量经口摄入少量食物，但不要为了满足营养需要量而强制进食。如果完全不能进食，也必须补充一些水分，可食用果汁、水果、牛奶、菜汤等食物，这样既补充水分又能够补充因呕吐丢失的钾。妊娠剧吐者对气味相当敏感，即使是酱油汤、油味、鱼腥味、鸡蛋味也会引起其呕吐，因此应让其远离厨房。冷食的气味较小，有助于抑制胃肠的蠕动。给予孕妇酸奶、冷饮、冰冻山楂水等均能够减少呕吐。此外，便秘也会加重腹胀、呕吐，多食用些新鲜蔬菜、水果、薯类有助于排便。在生活方式上，可以培养多种兴趣以缓解症状，如写日记、做手工、看书、织毛衣、整理抽屉等，注意力集中在一件事情上就会忘记和感觉不到早孕带来的恶心呕吐。对于任何食物都无法经口进食的孕妇，应尽早考虑给予鼻饲喂养或肠外营养支持来补充营养以保持营养充足。

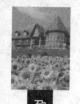 **113. 吃什么可以祛除妊娠纹？**

妊娠纹的形成一方面主要是由于妊娠期激素的影响，另一方面随着孕周的增长，腹部逐渐膨隆，使皮肤的弹力纤维与胶原纤维损伤或断裂，腹部皮肤变薄变细，出现一些宽窄不同、长短不一的粉红色或紫红色的波浪状花纹。分娩后，这些花纹会逐渐消失，留下白色或银白色的有光泽的瘢痕线纹，即妊娠纹。妊娠纹的产生既有自身的体质及产前保养的原因，也有遗传因素。妊娠纹一旦形成，皮肤就难以恢复到以前的状态，妊娠纹的痕迹是很难完全消失的。这给爱美的孕妈妈们带来了极大的烦恼。

虽然完全消除妊娠纹是不可能完成的任务，但是孕妈妈们千万别因此气馁。主动积极地预防，还是有机会防止妊娠纹产生的。如果想做"没有妊娠纹的漂亮妈妈"，就需要在孕前做好预防、产后做好护理！

首先，也是最重要的，应注意营养的均衡，避免体重增长过多过快。在怀孕期间，因为考虑到给胎儿输送足够的养分，孕妈妈们都会嘴馋，造成自身体重的增加。其实，体重过度增加就是妊娠纹生长的危险信号之一。整个孕期，孕妈妈的体重增长应控制在 12～14 公斤。所以，孕妈妈们吃东西要注意适可而止，哪怕是水果也一样。控制体重可以有效避免脂肪堆积造成的妊娠纹增加。

其次，由于胶原纤维本身是蛋白质构成的，因此在食物内容上，可以多增加一些富含蛋白质的食物，如瘦肉、鸡蛋、牛奶、豆制品等。多吃富含蛋白质、维生素的食物，可以改善皮肤肤质，增加皮肤弹性，减少妊娠纹的生成。

最后，还可以通过孕前及孕期适当活动、肌肤保湿以及托腹带等方式进行预防。

妊娠纹目前没有明确有效的治疗方法，要以预防为主，在诸多环节中，控制体重使之合理增长是至关重要的一环。

114. 妊娠期高血压疾病时如何饮食安排？

妊娠期高血压疾病是威胁母婴健康最常见最严重的一种疾病。发病率可高达 10% 左右，一般在妊娠 24 周后发生。多见于初产妇、多胎妊娠和羊水过多或者贫血的孕妇以及原有糖尿病、慢性肾炎或高血压的孕妇。表现为高血压、蛋白尿、水肿等。妊娠期高血压疾病的发生与遗传、营养状态、营养摄取量等因素均有关系，目前比较一致的观点认为其与某些营养素的不足或过量以及运动量过少均有关系。肥胖者妊娠期高血压疾病的发病率更高，应引起足够的重视。孕后期能量摄入过多，每周体重增长过快都是妊娠期高血压疾病的危险因素，因此孕妇摄入能量应以每周增重 0.5 千克为宜。重度妊娠期高血压疾病的孕妇因尿中蛋白丢失过多，常有低蛋白血症，应摄入高优质蛋白以弥补其不足。对于膳食脂肪应减少动物脂肪的摄入，饱和脂肪酸的供能量应低于 10%。根据调查，妊娠期高血压疾病孕妇血清锌的含量较低，膳食供给充足的锌能够增强身体的免疫力。补充维生素 C 和维生素 E 能够抑制血中脂质过氧化作用，降低妊娠期高血压疾病的反应。控制钠盐在防治高血压中发挥非常重要的作用，每天食入过多的钠，周围血管阻力增大，导致血压上升。因此妊娠期高血压疾病妇女应控制钠盐的摄入，每天限制在 3~5 克以内。同时也要避免所有含盐量高的食物如浓肉汁、调味汁、方便面的汤料末；所有的腌制品、熏干制品、咸菜、酱菜；罐头制品的肉、鱼、蔬菜等；外卖油炸食品如比萨饼、薯条等；香肠、火腿等熟食。酱油也不能摄入过多，6 毫升酱油约等于 1 克盐的量。如果已经习惯了较咸的口味，可用部分含钾盐代替含钠盐，能够在一定程度上改善少盐烹调的口味。还可以用葱、姜、蒜等调味品制出多种风味的食物来满足食欲。

115. 钙与妊娠期高血压疾病有何关系?

近年来钙质与高血压的关系已越来越被人们重视。早在1971年就有国外的报道指出钙摄入量越高,妊娠期高血压疾病的发生率就越低。正常孕妇体内 $1,25(OH)_2$ 维生素 D_3 增加,肠道吸收钙增加,尿钙排出量减少,低于非孕妇女,血钙降低,骨吸收被抑制,以此节省钙以供给胎儿。而重度妊娠期高血压疾病的孕妇血清钙的浓度则明显降低,尿钙更低,而且 $1,25(OH)_2$ 维生素 D_3 也降低,故肠道吸收钙少,体内缺钙明显。有人报道从怀孕15周开始,每天给予钙质2克,孕妇的舒张压能维持在较低的水平,如果每天补充钙低于1克,则在孕24周后舒张压上升,并可能发生妊娠期高血压疾病。给妊娠期高血压疾病的孕妇补钙后发现血压也有一定程度下降。分析其原因,在妊娠后期由于胎儿的骨骼发育需要钙质,同时胎盘分泌大量的雌激素阻碍母体骨骼的重吸收,而孕期摄入过高的蛋白质又会增加钙的排泄,使孕妇血钙降低,血钙降低后就引起甲状旁腺分泌活动的增加。后者分泌越多,舒张压就会越高。因此在孕后期额外补充钙质,能够减轻或缓解由于血钙降低而引起的甲状旁腺功能亢进,使舒张压降低,并保持在较低水平。此外,补充钙还能降低血管敏感性,抑制血管平滑肌对机体升压物质的反应。因此钙能预防孕妇高血压。除了注意合理营养,必须多选择含钙高的食物,每天摄入500毫升以上的奶类及奶制品。此外,每天分次口服钙制剂,也可有效弥补钙质不足。

116. 妊娠期糖尿病时如何饮食安排?

妊娠期糖尿病(GDM)是在妊娠期间才发现的糖尿病或糖耐量减低。随着我国生活水平的提高,它的患病率也在逐年增加,目前已达到1%~3%。妊娠期间血糖控制的好坏直接关系到孕妇和胎儿的安危。控制不良的妊娠期糖尿病容易发生羊水过多，妊娠期高血压疾病发生率增高、易感染，是造成围产期死亡率增高、生产巨大儿的重要原因。妊娠期糖尿病的发病原因尚不完全清楚，但病情一般比较轻，大约85%的患者通过单纯饮食治疗以及适当调整饮食结构就能使血糖达到理想范围而不会对胎儿的生长发育造成不良影响，母体不出现低血糖、高血糖以及酮症。这也说明了饮食治疗的重要性。对妊娠期糖尿病的饮食要求如下。

（1）合理控制总能量，妊娠中、晚期能量按理想体重的30~38千卡/公斤体重，要求整个妊娠过程总体重增长10~12公斤为宜，但是同时必须避免过低能量摄入而发生酮症。

（2）碳水化合物，应避免精制糖的摄入，但主食应保证在250~350克（5~7两），过低则不利于胎儿生长。

（3）蛋白质，每日摄入约100克蛋白质，1/3以上为优质蛋白质。

（4）脂肪应尽可能适量摄入，占总能量30%以下。特别是硬果类食物应适量食入。

（5）膳食纤维可能有助于降低过高的餐后血糖，可适量增加其在膳食中的比例。水果则应根据病情的好坏适量选用。

（6）餐次安排在妊娠期糖尿病的饮食中发挥非常重要的作用，少量多餐、每日5~6餐，定时定量的进食能够有效控制血糖。适当加餐，既能有效治疗高血糖，又能预防低血糖症的发生。

（7）必须配合一定量的体育锻炼，不要太剧烈，但整个妊娠过程都要坚持。

（8）如果饮食控制后血糖仍高于理想水平，应尽早采用胰岛素治疗，关于其饮食方案可参照糖尿病合并妊娠的营养治疗。

117. 糖尿病合并妊娠应如何饮食安排？

　　一次正常健康的妊娠本不应当受到糖尿病的磨难，但对于在妊娠前就已经是一位糖尿病患者，就需要比正常的孕妇付出更多的辛劳和努力，以保证母婴健康。在孕前至少6个月应确保血糖水平稳定，没有过高或过低的波动。在孕期前3个月进行全面的查体，特别是心脏功能、糖尿病眼底和糖尿病肾病的检查，遵照医生的建议，如果您的身体状况不能怀孕，应及早放弃。如果身体状况是健康的就要准备以最好的状态迎接十个月的挑战。如果在孕前用口服降糖药治疗，就应立即改用胰岛素治疗。口服降糖药可能会导致胎儿发生畸形。但是胰岛素剂量和营养需要应该随着妊娠阶段的不同而及时调整。在整个妊娠期间您都必须同糖尿病医生、产科医生、营养师经常保持联系，保证母亲和宝宝都有一个健康的身体。糖尿病孕妇的营养需要和饮食原则基本上与正常孕妇相同。需要注意的是，由于孕期母体激素产生很大的波动，并且营养摄入量会有较大变化从而影响了血糖的稳定，要求根据孕期的需要和血糖情况及时调整胰岛素的用量。一定不要为了使血糖稳定而减少饮食摄入，保证母婴营养良好才是最重要的。必须防止因胰岛素治疗不当而引发的低血糖，这将严重影响母婴的健康，甚至发生酮症酸中毒、低血糖昏迷、流产或死胎。保证每日5~6餐，尤其是睡前应加餐，选用牛奶、鸡蛋、饼干等食物，防止夜间因进食不足发生的低血糖。分娩后鼓励母乳喂养，乳母的蛋白质、能量的需要量较妊娠期要有所增加，这样可以保证奶水的质量和婴儿的健康。但是仍应限制精制糖的摄入。糖尿病患者妊娠时血糖控制的要求比其他糖尿病患者更加严格。要求妊娠期糖尿病患者空腹血糖<5.3毫摩尔/升；餐后1小时血糖<7.8毫摩尔/升；餐后2小时血糖<6.7毫摩尔/升。糖尿病合并妊娠者餐前、睡前、夜间血糖3.3~5.4毫摩尔/升，餐后血糖峰值5.4~7.1毫摩尔/升，血糖水平能够平稳、

尿常规里没有酮体（饥饿性或血糖控制不佳）、胎儿生长发育正常、没有低血糖发生，糖化血红蛋白<6.0%。

118. 妊娠期糖尿病的妈妈粗粮怎么吃？

有些糖妈妈听说膳食纤维有降糖、降脂、通大便的功效，而粗粮含有较多的膳食纤维对身体有益，并且升糖指数较精制米面低，因此每日只吃粗粮不吃细粮，但其实这样做是违背平衡膳食原则的，是不适宜的。

粗粮中含有较多的植酸和膳食纤维，在降糖、通便等的同时，也会与食物中的各种矿物质结合形成沉淀，过多食用会阻碍机体对矿物质的吸收。长期这样容易造成营养不良，从而对妈妈和宝宝产生不利影响。并且对胃肠道功能不良的准妈妈，可能增加胃肠的负担，引起胃肠道不适反应。因此，在粗粮选择上也应该遵循适度原则，注意粗细搭配。

既然粗粮对糖妈妈有利，但又不能只吃粗粮，那么究竟应该怎样搭配呢？根据孕期膳食指南建议，粗粮可占主食的1/5。对于糖妈妈及一些体重增长过快或者便秘的孕妇来说，这个比例可上升到1/3甚至1/2，即一餐的主食制备时，可以一半用白米，另一半用燕麦、荞麦、高粱或青豆、扁豆、红豆等混合制作。在实际操作过程中，也可以根据自己血糖、体重增长等实际情况调整种类及比例等。

119. 主食吃得越少越有利于控制糖妈妈的病情吗？

有些糖妈妈认为，主食是血糖波动的主要因素，故而认为主食越少，血糖越好，于是将每餐的主食控制到 50 克（一两）甚至 25 克（半两）。然而这会造成两种后果：一是由于主食摄入不足，总能量无法满足机体代谢的需要而导致体内脂肪蛋白质过量分解、身体消瘦、营养不良，甚至产生饥饿性酮症等而影响宝宝的正常生长发育；另一种是认为已经控制了饮食量，从而对油脂、零食、肉蛋类等食物不加以控制，使每日总能量远远超过控制范围，且脂肪摄入过多。如此易并发高脂血症和心血管等疾病，使饮食控制失败。

实际上，主食中含较多的复合碳水化合物，升血糖的速率相对较慢，因此在适当范围内应增加摄入量。并且，主食作为主要的供能物质，是维持宝宝正常发育所必需的，因此糖妈妈们不但不能过多限制主食的摄入，还应保证每天 200~250 克主食的摄入。

120. 糖妈妈如何解决爱甜的嗜好？

有些糖妈妈对甜味有种特别的爱好，但被诊断为妊娠糖代谢后便为从此告别甜味而倍感苦恼。

有些糖妈妈不敢吃糖，就以一些蜂蜜来代替糖。但蜂蜜、蜂王浆中的主要成分是果糖、葡萄糖和蔗糖，能量较高，对于血糖的危害并不亚于常规甜食。

其实，市场上有一些甜味剂是适合糖妈妈食用的。甜味剂是指不包括红糖、白糖等蔗糖的制品，是带有甜味的化合物或混合物，是糖的安全替代品，它有甜味，但能量低，不升高血糖。现有的非糖甜味剂有合成甜味剂（即糖精）、糖醇甜味剂（包括木糖醇、山梨醇和麦芽糖醇）、非糖天然甜味剂（包括甘草苷和甜叶菊苷）和氨基酸衍生物甜味剂（包括阿斯巴甜和蛋白糖）。美国糖尿病学会推荐使用两种非能量甜味剂，即糖精和阿斯巴甜。目前在国内外市场上比较常见的甜味剂主要有糖精、甜蜜素、阿斯巴甜和甜菊苷 4 种。糖妈妈们可以酌情选择，满足一下自己对甜的渴望，但在食用时仍需注意带甜味剂的食物本身所含的能量，切勿贪食。

121. 妊娠中发生低血糖怎么办?

当孕妇血糖水平太低（低于 50 毫克/分升或 2.8 毫摩尔/升）或下降太快，就可能出现低血糖症。此类情况常见于用胰岛素治疗的患者或因妊娠剧吐进食不足的孕妇。有些患者血糖并没有低于 50 毫升/分升，但是有一些低血糖的症状，称为低血糖反应。由于低血糖反应的症状一般出现得非常快，可能导致昏迷、死胎等严重的后果。因此正确辨认什么是低血糖反应非常重要。您可能只会出现下列症状的 1 种或 2 种。头晕、头痛、心慌、手抖、过度饥饿感、出汗、面色苍白、打冷战、行为改变或异常（如烦躁、哭喊、易怒、富有攻击性）、口唇麻木、针刺感、全身乏力、视物模糊，严重者可能出现神志不清、全身抽搐、昏睡甚至昏迷，危及生命。这些症状均表明您的血糖水平可能过低。引起低血糖反应的常见原因有胰岛素使用过量或注射时间错误、饮食量不足或未按时进餐、运动量增加而未及时调整饮食或胰岛素用量、空腹过多饮酒等。严重的低血糖昏迷若不给予及时抢救，延误 6 小时以上就会造成患者大脑严重损伤，甚至死亡。发生低血糖时应该立即吃"糖"以增加血糖水平，只要能够快速吸收，吃任何形式的精制糖如可乐、果汁、糖果、口服葡萄糖片都可以。如果低血糖反应重者，还需要在纠正低血糖后再增加口服碳水化合物的量，如馒头或面包 25 克或水果 1 个。对于注射长效胰岛素者，为防止低血糖反复出现，还可以加食牛奶或鸡蛋等消化吸收较慢的蛋白质食物。对神志不十分清楚，尚有吞咽能力者可将白糖或葡萄糖放入其口颊和牙齿之间，使之溶化后咽下。如果 10 分钟内仍然无改善，应立即送医院给予静脉注射葡萄糖液促使血糖上升。如果已经纠正了低血糖，还要在下一餐前吃一点儿含复合碳水化合物的点心或水果、牛奶等，可以预防血糖再度掉至最低点。对于孕妇来说，低血糖重在预防。应确保每餐摄入足量的碳水化合物，按时进餐并及时调整胰岛素的用量。在两餐之间适当加餐是预防低血糖发生的最有效方式。

122. 妊娠中经常出现尿酮体怎么办？

妊娠期糖尿病或者糖尿病合并妊娠的患者由于孕期的生理特点，胎盘转运葡萄糖的功能远高于单纯的弥散速度，因此有加速饥饿的倾向，尤其在妊娠最后3个月尤为明显。能量不足将导致脂肪分解加速，酮体生成过多而在体内积聚或进入胎盘被胎儿所利用，而酮体的利用会影响到胎儿神经系统的发育。母亲体内过多可由尿液排出一部分，表现为尿中能够检测到酮体。在血中积聚则称为酮症，甚至发生酮症酸中毒，影响母婴的生命安全。尿酮体也常发生于注射过量胰岛素而出现低血糖症的孕妇、延迟进餐者或者因妊娠剧吐而几天没有正常进食者。一旦出现尿中酮体应立即补充充足的能量，减少脂肪摄入量，并增加复合碳水化合物（如主食、薯类）的摄入，甚至可以摄入少量的果汁、巧克力、精制糖等，以替代脂肪的功能。大量饮水也有助于尿酮体的排出。在妊娠期糖尿病或者糖尿病合并妊娠的患者应注意能量不宜控制过低。每日少量多餐，一日5~6次。能量应按照30~35千卡/千克体重给予，蛋白质按照1.5~2.0克/千克体重给予，碳水化合物占总能量55%~60%，限制脂肪供能低于总能量25%。此外，妊娠中发生的酮症酸中毒应与饥饿性酮症鉴别，后者血糖不高，应立即补糖。而前者则应给予小剂量胰岛素治疗的同时静脉补充葡萄糖，以降低血中的酮体水平。

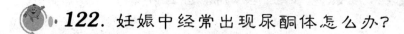

123. 妊娠期糖尿病饮食如何与胰岛素相配合？

应用胰岛素治疗的糖尿病孕妇仍要坚持饮食控制，不能放松。应用何种类型、何种剂量的胰岛素以及一天注射几次胰岛素都要根据血糖水平来确定，并且必须在饮食量基本固定的基础上才能进行调整。

进餐时间和注射胰岛素的次数都应密切配合。胰岛素按作用峰值和起效时间的长短分为短效、中效、长效和混合剂型，其中短效胰岛素注射后 15 分钟就可以起效，中效或长效会在注射后几个小时达到作用高峰并将维持作用十几个小时。因此您进餐的时间应同胰岛素作用的时间相配合。如果使用短效胰岛素，应在注射后 15 分钟进餐。使用中效或混合胰岛素，应在注射后 30 分钟进餐或根据个人情况由医生制订。长效胰岛素现已较少单独使用，应在注射后 1 小时以上进餐。具体进餐时间应由您的医生根据病情来决定。

使用胰岛素治疗的患者最重要的是通过加餐防止低血糖的发生。例如上午 9~10 点加餐可防止午饭前发生低血糖；使用中效胰岛素的患者可在下午 3~4 点加餐；如果夜间或晚餐后经常出现低血糖，可在晚睡前半小时适当加餐。如果已经注射了胰岛素，但进餐延迟或者忘记吃饭应先吃一些高碳水化合物主食，以防止出现低血糖。需要注意的是，胰岛素是一种促进营养物质合成的激素，如果不适量调整饮食可能会导致肥胖或发生胰岛素抵抗，因此仍应按照妊娠期糖尿病饮食控制的方法来选择食物。

 ## 124. 胎膜早破时应如何加强营养？

胎膜早破是一种常见的产科并发症，一旦发生后可造成早产、感染、脐带脱垂、剖宫产率增加等问题，甚至会发生胎儿死亡等严重后果。关于胎膜早破的原因一直是科学家们关注的重点，人们发现孕妇血清铜随着孕期的进展而逐渐增高，而血铜低与胎膜早破有关，天津、上海、北京等地调查孕晚期的血铜值为非孕妇女的 1.6~2.5 倍，而胎膜早破患者不但血清铜下降，而且胎膜内胶原纤维及弹性物质也相应变得纤弱稀疏。铜是赖氨酸氧化酶的金属辅酶，能够参与催化胶原纤维的合成，如果血铜过低会使胶原纤维成熟延迟，影响了其合成，当血清铜低于一定的水平，就使胎膜发生破裂。此外，有人调查

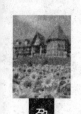

妊娠期高血压疾病者血清铜也较低。国外学者给予血清铜较低的孕妇充足的铜后就减少了胎膜早破的发生率。铜的供给量标准目前尚未制订，我国营养学会推荐铜的安全适宜摄入量为每人每日 2~3 毫克。富含铜的食物有牡蛎、口蘑、紫菜、海米、南瓜子、核桃、桂圆、芝麻等，正常人很难缺乏铜，但是需要注意的是，铜与锌互相抑制吸收，很多孕妇非常注意补锌，甚至采用大量的锌制剂补充，如果摄入锌制剂过多，例如每天超过 30 毫克，连续 3 周后就可能导致铜的缺乏。因此在孕期补充营养应注意统筹安排，注意营养的平衡，而不要顾此失彼，最终得不偿失。

125. 妊娠合并手足搐搦症时如何饮食安排？

怀孕妇女容易发生手足搐搦和痉挛的现象，缺钙是引起这一现象的主要原因，症状一般在妊娠早期较轻，随着妊娠月份的增加而逐渐加重，多在晚上或睡觉期间频繁发作。久坐、受寒、疲劳也可以诱发痉挛。其症状与婴儿手足搐搦症相似，频繁发作甚为痛苦。在妊娠后期，子宫增大，下肢血液循环运行不畅，即使钙摄入充足，也可能引起下肢痉挛。对于钙缺乏引起的手足搐搦，主要措施是提高钙的摄入量和吸收率。

（1）增加摄入量。在孕中期保证 800~1000 毫克钙，而在孕晚期应摄入 1200~1500 毫克，应多吃奶类、豆制品、绿叶蔬菜等，经常吃些河虾、虾米、紫菜、海带等，既能带来良好的口味又含钙丰富。每天饮用 500 毫升以上的牛奶更能保证充足的钙摄入。在孕晚期可口服些钙片制剂，能够有效预防痉挛的发生。不能喝鲜奶的孕妇可以喝酸奶或者不含乳糖的奶粉以达到补钙的效果。

（2）补钙还应注意增加钙的吸收，新鲜的青椒、菜花、西红柿等含有维生素 C 较多，能促进钙的吸收。把鱼做成酥鱼，排骨做成糖醋排骨，都使钙质容易被吸收。菠菜、苋菜、空心菜中虽然也含有较多的钙质，但含草酸也很多，容易在体内与钙结合形成难以溶解的钙盐，不易被人体吸收。在选用时应将蔬菜在沸水中焯一下，使大部分草酸都溶解在水中，再烹调食用就容易吸收了。孕妇多晒太阳，多合成维生素 D，也将有助于钙的吸收。

 126. 妊娠合并痛风如何安排饮食？

痛风是由于嘌呤代谢紊乱使血液中尿酸增多而引发的一种表现为关节炎反复急性发作的代谢性疾病。人体内的尿酸是由食物中的嘌呤（蛋白质的中间代谢产物）代谢和体内自身代谢产生。现代医学认为营养过剩是痛风的发病因素之一，大多数人都有高能量、高蛋白、高脂肪的饮食习惯。孕期肥胖者、妊娠期糖尿病都是痛风的高危人群。通过长期坚持正确的饮食和药物治疗，能够消除或减轻急性期的难忍疼痛、减少尿酸合成、增加尿酸排泄而达到治疗目的。在孕期患有痛风应注意的饮食原则有如下方面。

（1）适量能量摄入，过高的能量会增加肥胖程度，影响病情。

（2）适量优质蛋白质摄入，考虑到孕期的需要，每日供给 1 克/千克体重的蛋白质（总量为 60～70 克），以谷类和蔬菜为主要来源，选用优质蛋白质以不含或少含核蛋白的奶类、蛋类为主。

（3）限制脂肪摄入，增加尿酸排出，每日摄入低量脂肪（40～50克），烹调方法多采用蒸、煮、炖、氽、卤等用油少的方法。

（4）以碳水化合物作为能量的主要来源，增加谷类食物的摄入。

（5）多饮水，每日入液量保持 2000～3000 毫升，排尿量最好能达到每日 2000 毫升。

（6）限制食物嘌呤摄入，急性发作期每日不超过 150 毫克，详见附录食物嘌呤含量表（供参考）。

（7）注意补充维生素，特别是 B 族维生素和维生素 C。

（8）忌饮酒。咖啡、茶也应少量饮用。

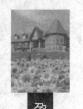
（9）限制食盐的摄入，每天不超过 5 克盐。

（10）忌暴饮暴食，忌过度疲劳，忌辛辣。

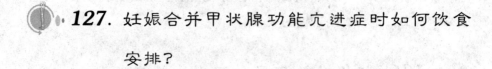

127. 妊娠合并甲状腺功能亢进症时如何饮食安排？

我国是甲状腺功能亢进症的高发地区，简称甲亢，发病率约占人口的千分之五，其中女性占 80%，尤其以 20~42 岁的育龄妇女为多。因此孕妇一发现有心跳加快、怕热多汗、急躁易怒、甲状腺轻微肿大等症状时应及时去医院进行详细的检查，并及早治疗，也有些孕妇会发生类似甲亢的生理表现，但并非甲亢，应注意区别。在孕前就有甲亢的妇女应注意合理的药物控制。由于甲亢是一种高代谢性疾病，患者对能量和营养物质的需要都高于正常人，因此在饮食中应给予充足的营养。必须提供充足的能量，以防止体重下降，每日能量摄入应比正常孕妇高 15%~50%，可达到 2500~3500 千卡。甲亢期间极容易出现负氮平衡，因此必须增加蛋白质的摄入，每日摄入 100 克甚至更多的蛋白质。碳水化合物和脂肪能够提供所需的能量并且节约蛋白质，使其发挥特有的生理功能。充足的维生素和矿物质可以改善机体代谢，尤其是 B 族维生素和维生素 C，需要在饮食供给的基础上额外进行药剂补充。甲亢还会增加钙和铁的流失，应在饮食中补充。为了保证孕妇营养充足，采用少量多餐的方式更有利于营养的摄入和吸收，每天 5~6 餐，每餐都给予一定比例的蛋白质、脂肪、碳水化合物，并配合新鲜的水果、蔬菜。食物中碘的摄入量目前尚无统一的标准，一般认为可摄入适量的碘，普通食物、加碘盐都可选用，但含碘极高的海带、紫菜、海产品等食物则应限制食用。一些刺激性强的浓茶、咖啡、烟酒应禁用。

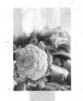

128. 妊娠合并甲状腺功能减退症时如何饮食安排?

育龄期妇女多是在患亚急性甲状腺炎或者慢性淋巴性甲状腺炎后而发生甲状腺功能减退症(简称甲低),也有患者在孕前就患有原发性甲低。这些患者因甲状腺素减少而发生机体各系统功能减低和代谢减慢,表现为畏寒、无力、动作缓慢、眼睑水肿、毛发稀疏、食欲减退、顽固性便秘、贫血、高脂血症等,如果控制不佳将严重影响母婴的安全。在孕期仍要坚持服用甲状腺片治疗,保证体内充足的甲状腺激素,维持正常的新陈代谢。定期检查甲状腺功能,根据孕期进展的情况及时调整用药。某些蔬菜及药物有促甲状腺肿的作用,如卷心菜、白菜、油菜、木薯、核桃等食物应注意避免。营养治疗的目的是给予一定量的碘补充,保证蛋白质供给,改善和纠正甲状腺功能。补充碘盐同时定期摄入含碘高的食物如海带、紫菜、海产品等。甲低时因小肠黏膜更新速度减慢,消化液分泌腺体也受到影响而导致代谢酶的活性下降,引起白蛋白浓度降低。每天摄入蛋白质80~100克,以优质蛋白质为主,以维持人体蛋白质平衡。甲低患者往往伴有高脂血症应适当限制脂肪摄入,每天脂肪供能量在25%以下,并限制富含胆固醇的食物。如有贫血者应安排富含铁质的饮食,同时补充维生素 B_{12},例如定期摄入动物肝脏等,必要时还应供给富含叶酸的食物或药物。分娩后仍应摄入充足的营养,以保证母婴健康。

129. 桥本甲状腺炎的孕妇能吃加碘盐吗?

很多桥本甲状腺炎的患者被医生要求避免吃高碘的食物和药物,但是能不能吃含碘盐呢?可以肯定的是,能吃含碘盐,而且我们要求吃含碘盐。碘主要存在于海洋中,而在陆地、高山等远离海洋的地

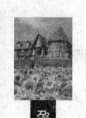

区，土壤中含碘量很低，孕妇容易发生碘缺乏病，所以食盐加碘是我国预防碘缺乏病的重要公共卫生措施。亚急性甲状腺炎（亚甲炎）的孕妇要求避免高碘食物和药物，并不等同于不需要含碘食物，相反，如果碘摄入不足，造成甲状腺激素合成不足，则容易发生甲状腺肿。目前我国供应的碘盐中含碘很少，能够保证基本碘需要量，只要摄取食盐合理，就不会引起碘过量。所以，为了防止缺碘，桥本甲状腺炎的患者，尤其是准备怀孕、已经怀孕或正在哺乳的患者，因为胎儿需要从母体摄取碘来合成甲状腺激素，碘盐是必不可缺的。

130. 甲状腺功能减退症的孕妇应该如何补碘？

孕妇怀孕后机体循环血量增加、胎盘激素水平变化导致甲状腺激素结合增加，因此需要甲状腺摄取更多的碘，合成更多的甲状腺激素，才能维持正常生理状态。此外，胎儿在孕中期已经具备合成甲状腺激素的能力，因此也需要母亲提供足够的碘。即便因为母亲服用甲状腺激素的药物保证循环的甲状腺功能，胎儿发育仍旧需要碘来参与。因此，如果母体得不到足够的碘就会影响宝宝的健康。首先需要日常补充加碘盐，另外一方面可以适量补充富含碘的食物（如海带、紫菜），每周1~2次，但是由于海带含碘最高，长期大量服用可能使甲状腺质地变硬，容易误认为甲状腺肿瘤。

131. 妊娠合并骨质软化症时如何饮食安排？

成人的骨质中有钙的磷酸盐沉积，构成了骨骼坚硬的根基。人体内钙的总量达1300克，其中99%存在于骨骼中。血液中也有少量的钙，虽然少却是维持正常生理代谢的主力军，负责将钙质沉积在骨质，当人体缺乏钙时再将骨中的钙溶出到血中以维持细胞、体液、神经的生理功能。骨骼是钙的贮存库，在钙的代谢和维持钙平衡方面具有重要作用。妊娠和哺乳过程都是对钙的需要量大大增加的阶段，如果母体饮食中钙磷摄入不足或者不能很好地吸收与利用将对母婴产生不良影响。缺钙严重时，孕妇骨骼中磷酸钙的溶出将增加，以补充血钙之不足，结果是母体骨质逐渐减少，发生疏松软化，最终导致骨质软化，甚至使骨盆变形，胎儿不能被自然娩出，增加难产率。而且胎儿的骨骼发育也受到影响，出生后容易患佝偻病。孕期骨质软化症除了与钙摄入不足有关外，还与维生素 D 缺乏有关，在阳光照射不足的地区或季节，无法合成充足的维生素 D，使钙磷难以在肠道内吸收，并且在粪便中排出增多。患有骨质软化症的妇女常表现为髋关节和背部的疼痛，骨盆及脊柱畸形，轻微的损伤都容易发生骨折。该病重在预防，除了摄取充足的钙质外，鼓励孕妇多参加户外活动，多晒太阳，以获得充足的维生素 D。也可口服维生素 D 制剂和钙片。奶类是钙的良好来源，每日至少 500 毫升奶制品能够有效预防孕期骨质软化症的发生。

132. 妊娠合并营养不良时如何饮食安排？

有些孕妇在孕前就非常瘦弱，营养不良，甚至出现血浆白蛋白低于正常人，这对于孕期的安全是非常有害的。首先应当在孕前判断自己的营养状态，用身高减去 105 计算的值为标准，与您的现体重进行比较，如果低于标准的 20% 就算是营养不良了。此时要求您在孕早期就开始大量补充营养，一方面补充孕前之营养不足，保证身体健康，承受妊娠过程带来的负担，另一方面保证妊娠额外的营养需求。这就要求在饮食中增加能量摄入，可以按照 35~40 千卡/千克体重的能量甚至更多来安排饮食，还要增加一定量的优质蛋白质，蛋白质按1.5~2.0 克/千克体重的比例给予，适当增加瘦肉类、鸡、禽蛋、奶制品、豆制品等食物。但同时需要注意加强营养的目的并非只是增长体重，应避免摄入过多的脂肪，防止体内脂肪的过多沉积。补充充足的维生素和铁质，动物类食物与植物类食物同时选用，可促进铁质的吸收利用。少量多餐，每日 5~6 餐能够保证设计的膳食量完全摄入。应及时监测体重的增长情况，每周最好不超过 2 千克，防止矫枉过正。

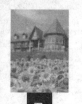 ### *133*. 妊娠合并肥胖时如何饮食安排？

通过临床的调查，肥胖孕妇的妊娠合并症，手术分娩或手术后大出血的发生率均高于体重在正常范围的孕妇。如果以身高减去 105 所计算的值为标准体重，则在孕前实际体重超过标准值的 20% 就称为肥胖了。国外统计孕前体重超过 30%，则有 50% 以上会发生高血压（孕 24 周后），10% 出现了蛋白尿，发生妊娠期糖尿病的概率增加了 4 倍，大于胎龄的分娩率增加了 4 倍，巨大儿的发生率增加，并且婴儿肥胖的发生率增加，同时给宝宝的一生健康带来威胁，因此为了母婴健康应加强孕前肥胖的防治。主要是在孕前就采用低能量的膳食，配合运动锻炼，同时保证充足的蛋白质、矿物质和维生素摄入，使体重和体内脂肪水平逐渐接近理想范围。已经肥胖的妇女应特别注意在孕期不能减肥，以保证胎儿的营养。但是需要适当控制膳食的能量不再严重超标，控制脂肪的摄入量在孕期占总能量的 25% 以下，基本保证在孕期体重增长不超过 10 千克，在孕后期每周增重不超过 0.3 千克，并定期进行产前检查及产前监护。在保证基本能量的同时，每餐后适当的运动锻炼是必须坚持的，少量多餐能够保证营养吸收充分，同时使您没有过多的饥饿感。应注意避免一些隐性的高能量食物，如硬果类食物、冷饮、甜食等。

134. 妊娠合并高脂血症时如何饮食安排？

有些孕妇因肥胖或饮食习惯不良而并发高脂血症，从而增加了患心、脑血管疾病的机会，并为孕期带来麻烦。所谓血脂就是指血中的胆固醇和三酰甘油，两种形式的脂肪均可来源于膳食脂肪。这也说明了饮食治疗对高脂血症防治的重要性。膳食中的脂肪也包括胆固醇和三酰甘油两种。其中95%的脂肪是三酰甘油，按照化学结构三酰甘油可分为饱和脂肪酸、单不饱和脂肪酸、多不饱和脂肪酸，其中饱和脂肪酸容易导致血脂升高并引起心脏病。不饱和脂肪酸则对心血管有一定保护作用。动物性肉类、全脂奶制品、动物性油脂中含饱和脂肪酸较高，花生油、菜籽油、硬果类食物等则含较多的不饱和脂肪酸。胆固醇仅存在于动物性食物，如蛋黄、动物的脑、肝脏、肉类的脂肪层、鱼子以及奶油、黄油制品中。一旦发生高脂血症应注意采用低脂肪膳食。每日膳食中脂肪总量不超过50克（包括普通食物中所含的脂肪），每日烹调用植物油也不超过15克（毫升），更要注意控制看不见的脂肪的过多摄入。同时应适量限制食物胆固醇的含量，每日摄入胆固醇在300毫克以内。在烹调上采用蒸、煮、炖、熬、氽、凉拌等少油的烹调方法，不用或少用油炸、油煎方法。同时应注意虽然高脂肪食物会导致高血脂，但是过多的酒精、碳水化合物也会导致高血脂。以海鱼、豆类制品代替部分陆地动物蛋白质对降低血脂有利。增加膳食纤维和富含维生素C的食物，也会减少脂肪在肠道的吸收，加强脂肪的代谢。有些食物如洋葱、大蒜、香菇、木耳、海带、紫菜、魔芋等可能有一定的降脂作用。

135. 患有心脏病的妇女在妊娠期间应注意什么？

有些妇女患有先天性心脏病或者后天发现心脏疾患，结婚后仍然希望拥有一个健康的宝宝，这将意味着她们要冒着比正常孕妇高数倍的危险去完成这十个月的历程，因此需要从全方位进行健康保护。首先您应当在孕前全面了解自己的病情，由于妊娠过程将大大增加母亲心脏的负担，您必须在医生的允许下，考虑是否适合怀孕。还需要了解自己的心脏病是否有遗传，是否可能给后代带来疾病。经过医生细致全面的检查，认为可以继续妊娠者，要与产科医生密切配合，定期做孕期检查。在妊娠后注意休息，不能从事过多、过重的劳动，尽量减轻心脏的负荷。在饮食方面，孕早期每日营养素、能量供给量及食物的选择、烹调方法及进餐次数应与普通心脏病患者相似。掌握低脂、适量优质蛋白质、丰富无机盐、维生素的膳食原则。但是从妊娠中期以后，应逐渐限制食盐的摄入量，采用低盐饮食，每日3~5克食盐，同时限制含盐高的酱油、罐头、咸菜、腌制品等，同时提供充足的优质蛋白质和维生素 C、B 族维生素等，及时补充铁质，防止发生贫血。可以多选用一些含蛋白质高而脂肪含量低的食物，如鸡蛋、豆腐及其豆制品，多吃些动物肝脏及深绿色蔬菜等。在分娩前应提前做好待产准备，随时准备提前分娩或者采用剖宫产，以减少心脏的负担。

136. 妊娠期间发生便秘应如何食疗？

便秘，俗称大便干燥，一般来说，大便间隔超过 48 小时，粪便干燥，引起排便困难就称为便秘。孕期由于胃酸减少，体力活动减少，胃肠蠕动减慢，再加上胎儿逐渐增大，膨大的子宫压迫小肠，使其难以蠕动，孕妇就容易发生肠胀气或者便秘。产褥期妇女经常卧床休息，体力活动减少，也容易导致排便不畅，久之容易形成痔疮。对不存在器质病变的便秘者，可采用饮食调控的方法进行治疗。

（1）增加膳食纤维的摄入。每日吃一顿粗粮，多吃蔬菜、海藻类、魔芋食物。

（2）鼓励多饮水。晨起空腹喝一杯淡盐水，对防治便秘会非常有效。

（3）维生素 B_1 可能保护胃肠神经和促进肠蠕动，多吃些富含维生素 B_1 的食物如粗粮、麦麸、豆类、瘦肉等。

（4）适当食用莴笋、萝卜、豆类等产气食物，刺激肠道蠕动，利于排便。

（5）适量增加运动，尤其锻炼腹肌力量，或增加提肛运动，既增加产力，又防治便秘。

（6）不吃或少吃刺激性食物或调味品，如辣椒、咖喱粉、浓茶等。尽量不要采用药物来通便，防止引发流产等不良反应。

这些方法未必对每一个人都有效，但是您可以试用各种方法来解决便秘这一"令人痛苦"的生活难题。

137. 孕期并发痔疮应如何饮食安排？

许多孕妈妈在怀孕期间会饱受痔疮之苦，孕妈妈痔疮的发生率高达 60%。孕妈妈怀孕期间，子宫日益增大，腹内压增加，子宫向后压迫下腔静脉，使其中的小血管血液回流受阻产生淤积，加上孕妇活动不便，极易引起肛门处静脉曲张成团，形成痔疮。分娩后，腹内压力降低，静脉回流障碍得以解除，痔疮即可在 3~4 个月内自行萎缩。

轻微的痔疮不会对孕妈妈和宝宝造成特别的影响。但外痔常使孕妈妈出现明显疼痛、坐立不安、行走困难、便秘等症状，影响孕妈妈的情绪和生活质量。

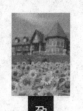

对于孕妈妈来说，痔疮重在预防。一方面要养成良好的饮食习惯，以保持大便通畅，防止便秘。日常饮食中应注意少辛辣刺激，多喝水，多吃新鲜蔬菜、水果，尤其应注意多吃富含膳食纤维的食物，如海藻类、魔芋等食物；此外也要多吃些粗粮，如玉米、地瓜、小米等，这些食物含有丰富的营养物质，特别其中含有维生素 B_1 等，能刺激肠道蠕动，以促进排便。另一方面，孕妈妈要注意避免久坐久站，适当地活动，多做提肛运动，这样既能增加产力，又能防止便秘等。

138. 妊娠合并甲型肝炎时如何饮食安排？

甲型肝炎（简称甲肝）是由甲肝病毒经口传入而发病的，其潜伏期为 14~45 天，在发病期间从大便排出的病毒有传染性。主要表现为发热、厌食、恶心、呕吐、黄疸、转氨酶上升，怀孕可加重肝炎的病情，甚至发生肝脏严重损害。在孕早期主张做人工流产，保护母亲健康。但在孕中期或晚期，应积极进行治疗，密切观察肝功能的变化。合理的饮食能够有效缓解病情并促进恢复。目前主张以高蛋白质为主，适量的碳水化合物和能量，限制脂肪的摄入。在急性期应避免有刺激性的香料和油腻的食物，多选用清淡、易消化、少量多餐的软食和半流食，鼓励孕妇多吃自己喜欢的食物。选择富含优质蛋白质的食物，如鱼类、禽类、奶制品、豆制品、蛋类等保证营养充足，提高机体免疫力。患病孕妇体内维生素的消耗量大大增加，需要从饮食和药物中及时足量补充维生素。含 B 族维生素丰富的全麦、豌豆、小米、肝脏、蛋类、奶类等以及含维生素 C 丰富的新鲜蔬菜、水果都有利于肝功能的恢复。食物的烹调应以蒸、煮、汆、烧、烩、焖、炖为主，避免大量摄入油炸、油煎的食物。对于不易消化或容易产气的整粒黄豆、粗粮、咸肉、罐头等应适当限制。甲肝病程较短，可获得终生免疫，如果母亲已经痊愈，肝功能恢复正常，可以进行正常的哺乳和护理新生的宝宝。

139. 乙型肝炎表面抗原携带者妊娠过程中如何饮食安排？

有些孕妇在怀孕前就是乙型肝炎（简称乙肝）抗原携带者，尤其我国是乙型肝炎的发病大国，据统计有10%的人是乙型肝炎抗原携带者，令这些孕妇痛苦的是一旦携带了乙肝病毒往往被认为会殃及胎儿。现代科学认为，乙肝表面抗原携带者并不一定会患乙肝，提高机体的抵抗力和免疫力是预防发生乙肝的关键。由此就要求这些携带者在孕前就充分了解自己的健康状况，确保肝功能正常。如果有异常应首先采用药物治疗使肝功能恢复正常后再在医生的指导下怀孕，并在整个孕期监测肝功能的变化。在饮食方面与其他肝炎的治疗方案相似。选用高质量的优质蛋白质，同时注意限制油脂。尽量选用适量的鸡、鱼、瘦肉、禽蛋、豆制品作为蛋白质来源。适量的能量摄入保持在30~35千卡/（千克体重·日），在能量范围内保证摄入充足的复合碳水化合物。选用新鲜蔬菜和水果，能够增加水分，促进胆汁的稀释和排泄，并加速废物排泄。在孕期应忌食强烈刺激性食物及调味品，不食用过酸、辛辣及怪味食物，不吃霉变或含较多防腐剂、色素的食品。孕妇应绝对禁饮酒（包括药酒）。注意食物的烹调方法，以细、软食物为主，多选用易消化、吸收的食物，少量多餐能够保证营养的充足摄入。在分娩时应严密观察，尽力保护新生儿不受污染。

140. 妊娠合并肾盂肾炎时如何饮食安排？

肾盂肾炎是孕期常见的并发症，发病率为0.5%~8%，在怀孕后5个月最容易发生。怀孕后由于输尿管扩张与肾盂松弛、蠕动减弱、尿流减慢，使尿液容易在输尿管和肾盂内存留，导致细菌在体内繁殖而发病。表现为寒战、高热、呕吐以及尿频、尿急、尿痛等膀胱刺激症状，如不彻底治疗，反复发作容易转为慢性肾盂肾炎，甚至发展为肾功能衰竭。对胎儿则容易引起流产、早产，畸形率增高。由于起病急、症状重，很多孕妇食欲下降，甚至剧烈呕吐，发生酮症可直接危及胎儿的生命。此期要求进食流食或者半流食，以稀软为主，可以喝些果汁、牛奶、藕粉、米粉等，每天 6~8 餐，保证充足的能量。高热稍退后应逐渐给予鱼松、肉末、肝末、豆腐等优质蛋白质食物，配合软面、米粥、面片、软饭等易消化食物。为了减少肾脏的负担，应限制蛋白质和盐摄入的总量，每日每公斤体重蛋白质摄入量低于 0.8 克，全天摄盐量应低于 5 克。多吃碱性的食物如水果、黄瓜、萝卜、牛奶等也有助于患者恢复。在恢复期应注意休息，减少活动。多饮水是一项有效的治疗手段，能够帮助机体排出细菌，利于恢复。完全治愈后则应尽快恢复孕期饮食，补充蛋白质摄入的不足，保证胎儿的正常发育。

141. 妊娠期间手术治疗的患者如何补充营养？

妊娠期间可能发生很多意外情况，例如合并阑尾炎等疾病需要进行手术治疗，就要求在手术前后进行合理的饮食安排。如果属于择期手术，应在手术前一周适当提高优质蛋白质和能量的摄入。术前 1 天，应禁食固体食物，必要时还要清洁灌肠。术前 12 小时应禁食，因此禁食前可选择蛋类、鱼肉、鸡肉等易消化胃排空慢的优质蛋白质食物。手术后 1~3 天，医生往往要求禁食，直到肛门排气后，再由流质饮食过渡到普通饮食。术后因受麻醉的影响，可能会发生呕吐或腹泻，必须保证水的供应，并补充一些果汁等食物以防止发生低钾血症和低血糖症。凡能进流食或半流食者，其饮食应以易消化、易吞咽为宜，如牛奶、豆浆、蒸鸡蛋羹、鸡蛋汤、豆腐脑、藕粉、纯果汁以及稀粥、挂面、面片汤等，以满足对能量和碳水化合物的需要。术后注意少食多餐，每日吃 6~8 次，可保证总量摄入充足。

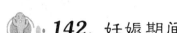

142. 妊娠期间发生食物过敏如何安排饮食？

食物可给人类提供能量和各种各样的营养要素，是人类赖以生存的物质之一，但对于少数人来说，当她们食入或接触过敏食物后会引起强烈的反应称为食物过敏。一般来说，除了水、葡萄糖和氯化钠外，任何食物都有引发过敏反应的可能，专家们将牛奶、鸡蛋、鱼、贝壳等海产品、花生、大豆、硬果类和小麦等八大类食物总结为经常引起过敏的食物。牛奶中的乳清蛋白和鸡蛋中的卵清蛋白是我国主要导致过敏的食物。其次是鱼、虾、蟹及其他海产品经常引起皮肤荨麻疹。食物过敏原除了与食物本身有关以外，还可能与食物的加工、制作有密切关系。有患者诉说，吃生花生就会犯病，吃煮花生则无不良反应，这是因为水煮加热的过程中花生的过敏原被溶于水中，花生本身抗原性降低所致。一旦发生过敏，过敏性休克是最严重的表现，其发生很快，涉及多种组织和器官，如不及时抢救常可致死。还有些患者出现口唇痒、麻木、肿胀，进而出现舌体麻木、活动不便、舌体和软腭水肿、咽痒、异物感、恶心、呕吐、腹泻、腹胀，大便有较多的黏液或呈稀水样便。食物过敏引起的哮喘也是很常见的，还有皮肤的表现，如荨麻疹、血管性水肿等。过敏给妊娠带来极大的危险，应首先尽力避免食用已知过敏的食物。症状轻微的食物过敏者可采用充分蒸煮加热，使食物过敏原变性的方法。如果食疗无效可以在医生的指导下采用必需的药物治疗。对牛奶过敏者应尽量通过其他食物补充钙质，并努力提高吸收率。

143. 妊娠期间怎样接受肠内营养支持？

妊娠期间由于特殊的原因，孕妇不能通过口服进食摄入充足的营养，例如有胃轻瘫综合征或者胃肠功能障碍的患者。应当强调自然食物是供给各种营养素最经济、最完善的来源，因此口服自然食物是供给营养素最有效、最方便、最合乎生理条件的方式。只要消化、吸收功能正常或者基本正常，都应鼓励患者经口进食。除了口服自然食物，还可以采用管饲肠内营养和静脉内营养的方式维持每日所需的营养。管饲肠内营养是通过鼻饲管或者胃肠造瘘管给予并不需要咀嚼就直接将营养液送到胃内或肠内，营养液采用先进的工业技术将营养素尽可能全面、充足地给予机体，保证母婴的需要。但是营养液的成分各具特色，有的强调营养素齐全，碳水化合物、蛋白质、脂肪的比例接近人体的需要，有的则为了适应不同疾病进行调配，有低糖的、有限制脂肪的、有强化膳食纤维的，各具特色，但在孕期推荐尽量选用营养均衡的产品，同时根据孕期的特殊需要，应额外补充钙质、叶酸、锌、硒等特殊营养素，防止营养不良的发生。肠内营养也可以像奶粉一样，用水冲服后饮用，作为口服膳食不足的营养补充品，能够更好地为胎儿提供充足易吸收的营养。

> 胃轻瘫综合征是指以胃排空延缓为特征的临床症候群，而有关检查未发现上消化道或上腹部有器质性病变。

 ## 144. 妊娠期间怎样接受肠外营养支持？

在我国营养学领域，二十世纪九十年代发生了一件重要事件。上海一位"无肠女"成功分娩了一个健康婴儿。很多人都知道小肠是人体营养物质消化吸收的重要场所，没有了肠道将无法利用食物的营养素，没有了小肠就无法生存。然而自从静脉营养（肠外营养）应用于临床，即使没有小肠的人同样能够正常生活。通过中心静脉或者周围静脉给予糖类、脂肪和蛋白质，还有各种微量元素、脂溶性维生素、水溶性维生素等营养素，医生可以根据不同孕期的需要调整营养液的配方，以满足营养需求。肠外营养最大的优点就是解决了没有肠道功能患者的营养问题，但是其最大的不足是容易发生感染以及不符合正常肠道生理特点。因此除了极特殊情况外，不应长期应用肠外营养。随着医学的发展，目前已经发明了经外周静脉的中心静脉插管（PICC）技术，可以很大程度降低感染的发生率，保证孕期安全。

145. 如何安全进行营养支持到口服营养的过渡？

在孕期因特殊情况需要进行营养支持，有短期的肠外营养，也有长期的肠内营养，但只要肠道功能有可能恢复，迟早应恢复到正常进食，因此应考虑过渡营养的问题。肠外营养容易发生感染，并导致肠道黏膜细胞萎缩，并可能长期难以恢复，但是一旦肠道功能有所恢复应尽快过渡到肠内营养。肠内营养可以管饲也可以经口服用，符合肠道的生理功能，可以较长期使用。但是比起正常进食，肠内营养仍然价格较高。而且肠内营养制剂配方固定，不易根据个人特点进行随时调整。因此在进行肠内营养的同时应尽早配合口服正常饮食。先以少量稀软食物为主，谷类食物、蛋类、蔬菜等都有较好的耐受性，随着正常食物的增加，逐渐减少肠内营养的摄入量。当口服饮食能够满足孕期需要时，就可以停用肠内营养了。在过渡期间，应以清淡、易消化的食物为主，逐渐增加高优质蛋白的动物类食物。

六

产后及哺乳期营养

十月怀胎，一朝分娩。已经拥有健康宝宝的年轻母亲要为如何让他们茁壮成长而发愁了。了解哺乳期的营养知识能够保证奶水的质量，并促进产后的恢复。

146. 分娩后补充营养有何重要性？

分娩对于产妇来说是一项体力消耗很大的活动，特别是那些产程较长、分娩不够顺利的产妇，在待产和分娩过程中的消耗就更大了。正常分娩或者剖宫产时还会造成产妇的失血，一般失血量在 100~300 毫升，如果发生产后出血，失血量就更多了。大量的体力消耗和失血使产妇在产后身体十分虚弱。这就要求产妇除了注意休息外，还应及时补充能量和各种营养素，例如在正常分娩过程的前、中、后都及时补充些甜食、巧克力、果汁等能量高、易消化吸收的食物以提供能量，并弥补分娩过程的损失。在怀孕和分娩过程中，妇女的身体发生了一系列巨大的变化，产后妇女的最大愿望就是尽快让身体各部分恢复到妊娠前状态，而合理充足的营养是产后身体尽快恢复的重要保证。同时为了保证有质高量足的乳汁喂养婴儿，并有充足的体力来照顾婴儿，在产后更应注意补充营养。

147. 分娩后母亲有何营养需求？

分娩以后，由于母体在妊娠期间为适应胎儿生长发育需要以及为分娩做好准备而发生的种种变化，都要逐渐消退并恢复到妊娠前状态（乳房除外），这些复原变化需要 6~8 周才能完成，这段时期称为产褥期。在产褥期，子宫的变化最为明显，随着子宫体肌纤维的恢复，子宫在短时间内迅速缩小，在产后 6 周时可以恢复到孕前水平。分娩结束后，母体内雌激素和孕激素水平急剧下降，对于乳汁分泌的抑制迅速解除，乳房逐渐开始泌乳，乳房胀大，直到哺乳期后逐渐恢复至孕前水平。由于妊娠过程中积蓄的能量和营养物质在分娩过程中已经消耗殆尽，产妇需要额外补充营养以弥补产后因失血或恶露所损失的蛋白质，而且哺乳过程也是营养的一种消耗，乳汁的质量将直接受到母体营养状况的影响。不过，产后营养也不能操之过急，在前 1~2 天内应以清淡、易消化的食物为主，等待疲劳消除，食欲恢复正常后再调整食谱，否则可能导致食欲不振而影响补充。在哺乳期对营养的需要还应超过妊娠后半期，每天能量需要约 2300 千卡（9614 千焦耳），蛋白质 80 克，脂肪 70 克，钙 1200 毫克，铁 24 毫克，维生素 A 1300 微克，维生素 B_1 1.5 毫克，维生素 B_2 1.5 毫克，维生素 C 150 毫克，维生素 D 10 微克，烟酸 15 毫克。由于母乳中有 88% 的水分，所以产后应多补充汤汁，防止缺水。

148. 剖宫产的产妇应如何补充营养？

有些产妇因高危妊娠、胎位不正、产道狭窄或胎儿过大、胎儿宫内窘迫等原因需要进行剖宫产手术，确保母婴安全。从营养方面来说，剖宫产比正常分娩对营养的要求更高。因为手术需要麻醉、开腹等治疗，对身体本身将是一次打击，因此产后恢复也会比正常分娩者慢些。同时因手术刀口的疼痛，使食欲受到影响。需要产妇在术前禁食，要求手术后先喝点萝卜汤帮助因麻醉而停止蠕动的胃肠道保持正常蠕动功能，并以肠道排气作为开始进食的标志。术后第一天应先给予流食，每天以稀粥、米粉、藕粉、果汁、鱼汤、肉汤的流质食物为

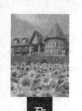

主，分6~8次给予。在术后第二天，应吃些稀、软、烂为主的半流质食物，如肉末、肝泥、鱼肉、蛋羹、烂面烂饭等为主，每天吃4~5次，保证充足摄入。第三天就可以进食普通饮食了，每天应保证摄入能量2300千卡，注意补充优质蛋白质、各种维生素和微量元素。可选用主食250~300克（5~6两）、牛奶250~500毫升，肉类150~200克（3~4两）、鸡蛋2~3个、蔬菜水果1~2斤、植物油30克左右，能够有效保证乳母和婴儿都摄入充足的营养。

149. 产后第一餐应注意什么？

到了孕期的终点，也是迎来了新生命的起点，未来宝宝的路还很长很长，需要孕妈妈继续努力学习营养知识，从哺乳期做起，让充满营养的乳汁培育自己的宝宝。

不少人觉得产妇产后身体大虚，需要进补才能尽快恢复体力，于是不少产妇就天天鸡汤、猪蹄，大量进补。殊不知，产后妈妈还处于阵痛后体力疲乏或者剖宫产后的恢复中，胃肠道功能还未恢复，食欲大多不好。因此产后第一餐应以精、杂、稀、软为主要原则。精是指量不宜过多；杂是指食物品种多样化；稀是指水分要多一些；软是指食物烧煮方式应以细软为主。基于此原则，产后第一餐首选一些易消化、营养丰富的流质食物，如糖水煮荷包蛋、蒸蛋羹、冲蛋花汤、藕粉等都是很好的选择。不宜过分肥、甘、厚、味，尤其不建议立刻补充肥鸡汤等。此外，少量多餐也是非常重要的，每次不要太多，以免影响食欲。

150. "坐月子"如何保证营养充足？

产褥期在民间习惯称为"坐月子"，一般人都知道在这期间应该增强营养，以恢复分娩时消耗的体力，并且给宝宝质高的乳汁，所以把好吃的东西都集中在这个时间吃,家家每顿都是蹄膀汤、鱼汤、大鱼大肉。其实这个时期如何吃很有学问。在我国有的地区长期以来有一些并不"营养"的习惯,例如有些偏远山区或农村让产妇一天吃七八个甚至十几个鸡蛋;有的让产妇喝一个月的小米粥而不吃其他食物等,而有些城市居民就只注重动物类食物,每天摄入极高的脂肪和蛋白质,但忽略了矿物质、维生素、膳食纤维的补充,并且整个月都处于卧床的状态,同样是营养不合理,影响了产后的恢复和奶水的质量。曾经有学者建议学习欧美国家的习惯,废除"坐月子",产后尽早运动、尽早恢复正常饮食,但从我国的传统习惯来看,仍需要有近一个月的休养时间,并提倡以科学合理的方法调整生活。首先注意"坐月子"期间食物并非越多越好,应主要以充足的能量、生理价值高的蛋白质、适量的脂肪、丰富的无机盐、维生素以及充足水分的膳食为主。能量是保证泌乳量的前提,能量不足将导致泌乳量减少40%~50%,基本内容以奶制品、蛋类、肉类、豆制品、谷类、蔬菜为主,配合适量的油脂、糖、水果。烹调时应少用油炸油煎的方法,每餐应干稀搭配、荤素搭配,少吃甚至不吃冷的或凉拌的食物。其次应注意尽早活动锻炼,建议在产后24~48小时就开始适度的健身操锻炼,以免多吃少动而发生产后肥胖。同时锻炼也可以促进食欲,保证所需营养量的摄入。

151. 月子期间有哪些饮食原则?

产后第一周的月子餐以开胃为主。不论哪种分娩方式,新妈妈在刚刚生产的最初几日里会感到身体虚弱、胃口比较差。如果这时强行填下重油重腻的"补食"只会让胃口更加减退。在产后的第一周里,可以吃些清淡的荤食,如肉片、肉末、瘦牛肉、鸡肉、鱼等,配上时鲜蔬菜一起炒,口味清爽,营养均衡。橙子、柚子、猕猴桃等水果也有开胃的作用。本阶段的重点是开胃而不是滋补,胃口好,才会食之有味，吸收才能好。产妇可以喝一些红糖水，吃些鸡蛋、猪肝等。

产后第二周时补血为第一要务。进入月子的第二周，新妈妈的伤口基本上愈合了。经过上一周的精心调理，胃口应该明显好转。这时可以开始尽量多食补血食物，调理气血。含铁丰富的食物主要包括肝脏等动物内脏、瘦肉等。蛋白质是构成血红蛋白的重要原料，所以还应多食用含蛋白质丰富的食物，如牛奶、鱼类、蛋类、黄豆及豆制品等。苹果、梨、香蕉等能减轻便秘症状，又富含维生素C等，能帮助铁的吸收，应适量摄入。

产后第三周是催奶好时机。宝宝长到半个月以后，胃容量增长了不少，奶量与引奶时间逐渐建立起规律。新妈妈的产奶量开始日益与宝宝的需求合拍。如果宝宝尿量、体重增长都正常，两餐奶间很安静，就说明母乳是充足的。但仍免不了一些新妈妈会担心母乳是否够吃，这时完全可以开始吃催奶食物了，如猪肉黄豆汤、炖骨头蔬菜汤、豆腐汤、鲫鱼汤等。

产后第四周已经恢复体力，增强免疫为主要目标。产妇的消化道功能也基本恢复至正常状态，因此在第三周饮食的基础上，可以增加一些纤维素的摄入。产妇每分泌100毫升乳汁约额外需要70千卡能量，因此坐月子期间，应能量充分，以保证产妇自身营养充足及宝宝的健康。新妈妈每天蛋白质的摄入量应达到80克。只有摄取充足且高质量蛋白质，才能让新妈妈拥有一副为宝宝提供优质母乳的好体质。新妈妈应当保持孕期养成的每日喝牛奶的好习惯，多吃新鲜蔬菜和水果。总之吃得好，吃得对，既能让自己奶量充足，又能修复元气且营养均衡不发胖，才是新妈妈希望达到的月子"食"效。

152. 如何防止产后肥胖的发生？

很多妇女害怕"生孩子"，原因不仅仅是害怕漫长的孕期和艰难的分娩，更多的是因为害怕优美的体形永远不再。在宝宝哇哇啼哭的那一刻起，孕期的任务就顺利完成了。除了给予宝宝充足的营养外，她们开始注意如何尽快恢复自己美丽的体形。对婴儿来说，母乳是世上最好的营养品，只要母乳质高量足，婴儿就能茁壮成长。为了保证母乳的质与量，哺乳期需要额外营养。如果产后营养差，泌乳能力也会下降。但是从目前城镇乳母的情况来看，营养不良的少，营养过剩的就太多了。"坐月子"期间，坐多动少，即使满月后也是养尊处优，饮食丰富，家务活不用操心，体力活动极少，乳汁的质量倒是不错，但体重也直线上升。这是导致产前产后判若两人的主要原因。值得注意的是，产后肥胖并非只是形体的问题，更是多种疾病的危险信号。产后发胖无疑是饮食摄入过多、消耗过少的结果。如果能够有效避免摄入过多的能量，保证充足的蛋白质、微量元素的摄入，限制脂肪摄入，科学地选择食物和烹调方法，就能够避免产后肥胖。当然，食物的具体量很难把握，因此增加运动消耗是更佳的选择。产后健身操简单易行，不但能够防止营养过剩导致的肥胖，而且可以预防乳房的下垂及增强全身肌肉的张力，尤其是腹壁、骨盆底和背部肌肉的张力，避免松弛，能够在短期内还您一个迷人的体态。

153. 产后减肥需注意些什么？

在生完宝宝后，有些新妈妈就一门心思想要恢复身材，于是就会各出奇招，希望能恢复到怀孕前的苗条。可是，产后恢复身材是一个循序渐进的过程，不当的方式不仅不利于恢复，更会对身体健康和母乳造成影响。

对婴儿来说，母乳是世上最好的营养品，只要母乳质高量足，宝宝就能茁壮成长。因此，产后 42 天内，新妈妈不能盲目节食减肥，否则可能会导致乳汁量少或质量差等，影响宝宝的营养状况。并且此时，新妈妈刚生产完，身体还未完全恢复到孕前的程度，产后强制节食，不仅会导致新妈妈身体恢复慢，严重的还有可能引发各种产后并发症。

除了通过节食减肥，有的新妈妈甚至开始服用减肥药，喝减肥茶。事实上减肥药主要是通过让人体少吸收营养，增加排泄量，达到减肥的效果，减肥药同时还会影响人体正常代谢。哺乳期的新妈妈服用减肥药，大部分药物会从乳汁里排出，这样就等于宝宝也跟着吃了大量药物。新生婴儿的肝脏解毒功能差，大剂量药物易引起宝宝肝功能降低，造成肝功能异常。

既然不能在饮食上下手，那么是否能通过增加运动减肥呢？答案也是否定的，因为产后立即剧烈运动减肥，很可能导致身体（包括子宫）康复速度放慢并引起出血。严重的还会引起生产时手术断面或外阴切口再次遭受损伤。一般来说，顺产 4~6 周后妈妈才可以开始做产后瘦身操，剖宫产则需要 6~8 周或更长的恢复期。

因此，产后减肥切勿操之过急。最好方式应是适量均衡的营养以及母乳喂养。母乳喂养会消耗一定能量，可以说是最健康而且有利于母子的减肥方式。

154. "坐月子" 期间喝红糖粥是科学还是陋习？

十月怀胎，一朝分娩，家家都欢天喜地地让产妇进补。我国民间习惯于让产妇喝红糖水或红糖粥，有些人认为这是民间的陋习，红糖只是粗制的食糖，没有过多的营养价值。但是，祖国医学认为红糖性温味甘，具有益气补血、活血化瘀、暖中止痛、健脾暖胃、化食散寒的功效。正好对产后补血很有裨益，并能利尿、便于恶露排泄通畅、缓解腹冷疼痛，有利于子宫收缩与恢复，实在是一种极好的补益食物。从红糖本身的成分分析来看，每 100 克红糖含铁 2.2 毫克，钙15.7 毫克，硒 4.2 毫克，并含有较多的锰、锌等微量元素，有助于补充生产中丢失的铁质、钙质。需要注意的是，不应当每天都以红糖水或粥为主，否则影响能量和其他营养素的摄入。但是，作为辅助食物，产妇也不宜长时间喝红糖水。有不少产妇喝红糖水时间往往过长，有的喝半个月，甚至长达一个月，殊不知，久喝红糖水对产妇子宫复原不利。因为产后 10 天恶露逐渐减少，子宫收缩也逐渐恢复正常，如果久喝红糖水，红糖的活血作用会使恶露的血量增多，造成产妇继续失血。因此，产后喝红糖水的时间一般以产后 7 ~ 10 天为宜。同时应煮沸沉淀后再喝，每次摄入不宜过量，否则可能会影响食欲和消化能力。因此应把握好红糖的利弊，科学地食用，补益好产后虚弱的身体。

 ## 155. 哺乳期有何营养需要？

为婴儿哺乳的母亲称为乳母。乳母由于分泌乳汁、哺育婴儿，消耗能量以及各种营养素较多，因此应保证充足的营养，以保证母婴需要。如果乳母在孕前营养状况不佳而在孕期和哺乳期营养素又补充不足，泌乳量就会逐渐下降。因此，对乳母的要求有两种，一是为泌乳提供正常的物质基础和正常泌乳条件；二是恢复母体健康的需要。健康而营养状况良好的乳母，其膳食的情况并不明显影响乳汁中所有的营养素，只要乳母的膳食中蛋白质的含量是恒定的，偶尔膳食中蛋白质减少也不受影响。但是如果乳母在孕期和哺乳期的蛋白质和能量均处于不足或在临界状态，则乳母的营养就可能影响乳汁的水平。还有，乳汁中脂溶性与水溶性维生素均受乳母膳食中维生素含量的影响，特别是母体缺乏这些维生素时更加明显。根据很多国家的调查，营养状态与泌乳量虽没有直接关系，但当营养不良程度较重时，会影响奶水的质量。婴儿的生长发育需要脂肪，并需要脂肪中含有的必需脂肪酸，如亚油酸等。如果乳母的膳食主要以粮食为主，副食品很少，奶中的脂肪含量就少，而且所含脂肪酸以短链脂肪酸居多，必需脂肪酸含量少，就不能满足婴儿的需要。因此必须每天摄入足够的优质蛋白质、脂肪等。同时维生素 A、维生素 D 的摄取情况将影响母乳中维生素的含量。水溶性维生素中 B 族维生素和维生素 C 的缺乏会抑制泌乳功能，并影响乳汁的质量，这就要求乳母摄入充足的营养。

156. 产后哺乳期能吃盐吗？

民间有一种传统的说法，产妇在坐月子乃至哺乳期间都不能吃盐，吃了对产妇和宝宝都不好，更有甚者，说吃了会没有奶。事实是否真的如此呢？

产后，产妇由于要将妊娠期的水分排出，所以在产后一周内会出现尿量增加和大量出汗的情况，这被称为"产褥汗"。大量的出汗会导致体内钠和钾的大量丢失，如继续坚持无盐饮食，在饮食中得不到钠、钾的补充，会影响体内电解质的平衡，导致低钠血症、低钾血症等，产生低血压、头昏眼花、恶心、呕吐、无食欲、乏力、容易疲劳等症状。产妇低钠血症还会使婴儿也体内缺钠，对宝宝身体发育不利。此外，无盐的月子餐在很大程度上会影响产妇的胃口，使产妇食欲不振，营养缺乏，从而导致泌乳量减少，直接影响宝宝的生长发育。

因此，在月子期及哺乳期的饮食中应该加盐。当然，担心低钠血症等而过量摄入盐也不好，长期高盐会出现血压升高等情况。在没有大量出汗的情况下，每日盐的摄入量以 6 克为宜，如有大量出汗等体液丢失情况，可以酌情添加盐的用量。

157. 乳母的营养要求及注意事项是什么？

乳母的营养直接影响乳汁的质和量。对乳母来说，除了本身消耗能量外，还有分泌乳汁的能量消耗。一般来说，每分泌乳汁 100 毫升需要消耗能量 60～80 千卡，每天分泌乳汁平均为 800 毫升就需要约

500 千卡，因此一位从事轻体力劳动的乳母全日大约需要能量 2300 千卡。另外蛋白质的严重缺乏也会影响乳汁的质量，每天应以 80 克蛋白质为宜，其中 50% 的蛋白质应为优质蛋白质。钙也是乳母必须摄入的重要元素，乳汁中应含一定量的钙质，但是含量少于牛奶。初乳中每 100 毫升含钙约 48 毫克，成熟的乳汁中每 100 毫升含有 34 毫克。如果乳母食物中钙的摄入量不足，则乳母骨骼内储备的钙就会转移出来弥补不足，使体内出现钙的不足，时间长了容易发生骨质软化，因此营养学家要求乳母每天应摄入 1000 毫克甚至更多的钙质。同时应注意补充维生素 D，以利于钙的吸收。乳母对其他无机盐和维生素的营养也有要求，例如维生素 B_1 摄入充足有助于乳汁的分泌，建议每天供给 1.5 毫克。食物中的谷类、动物肝脏、新鲜蔬菜、水果中均含有丰富的维生素和矿物质，应注意补充。还应注意的是乳母要保证饮食中水分的摄入。由于每天的乳汁中水分占 750 毫升，因此乳母要保证每天至少 2000 毫升水摄入，因此传统习惯提倡给予乳母一部分汤类食物作为水分的来源是很有道理的。

158. 如何为乳母提供营养？

为了保证母亲健康，乳汁分泌的量多，营养成分好，乳母需要多吃几餐，除了三次正餐外，还应有 2~3 次加餐，保证更多量营养的摄入，并且应持续到断奶为止。夜间习惯于给宝宝喂奶的母亲，在睡前半小时还可以安排一次加餐。乳母应多摄入主食以保证充足的能量，但也不能过多或者过油腻，以免造成肥胖。有些乳母很注意"坐月子"期间的营养，但从此以后就忽略了营养，减少摄入量到与平时一样，这就会影响奶汁的质量。乳母要求摄入的蛋白质量足质高，每天应吃一定量的动物类食物和豆类食物。鱼、鸡、蛋、肉等食物都可以充足摄入，不但含有丰富的优质蛋白质，也是钙的良好来源，每天还应至少喝 500 毫升牛奶或酸奶，并选择深色的蔬菜或水果，保证摄入丰富的营养。乳母不宜饮酒，也不宜吃辛辣和过咸的食物。有些药物还可能以乳汁为途径传给婴儿，并可能在体内蓄积，因此吃药也要十分慎重。有些妇女休完产假后，接着就因工作紧张、休息太少，而少奶或无奶。要促进乳汁分泌必须保证生活有规律、睡眠充足、避免情绪波动等影响。膳食中猪肉黄豆汤、炖骨头蔬菜汤、豆腐汤、鲫鱼汤等，都有催奶的效果，并需要食入充足的蛋白质。总之，加强营养和加强体育锻炼应同时进行，互相补充。

 ### *159.* 母乳喂养有何好处？

母乳喂养对于小婴儿来说有着任何食物都不可替代的优点，母乳有着全面的营养素，也就是说母乳能够满足出生前4个月婴儿生长发育所需的全部营养素。其中的蛋白质、脂肪和糖类等物质之间有着合适的比例和相对稳定的浓度以及最好的吸收率。母乳喂养的特点如下。

（1）蛋白质：母乳蛋白质含量为每升11～13克，约是牛乳的1/3，但母乳中乳白蛋白占蛋白总量的60%以上，而酪蛋白只占30%（即乳白蛋白：酪蛋白=2：1）。牛奶则相反，70%以上为酪蛋白，乳白蛋白低于30%。乳白蛋白遇胃酸生成的凝块较小，所以对婴儿来说，母乳更易消化吸收。

（2）脂肪：母乳中脂肪的量高于牛乳，脂肪球小，易消化。含较多的不饱和脂肪酸和必需脂肪酸（亚油酸高于牛奶4～5倍）。胆固醇含量也高于牛乳。而必需脂肪酸和胆固醇对婴儿神经系统的发育是很重要的。

（3）糖类：母乳中乳糖含量高，对婴儿大脑发育特别有利。而且还能促进乳酸杆菌、双歧杆菌生长，抑制致病菌的繁殖，减少肠道感染和发生腹泻的机会。

（4）无机盐：母乳无机盐含量较牛奶少，早产儿和新生儿的肾功能尚未发育完善，母乳喂养不会增加肾负荷。且母乳钙磷比适宜（2∶1）。母乳中的铁含量虽不高，但其吸收率在50%以上，能适应初生儿前几个月的需要。初乳中还含有很高的锌，同时吸收率也较好。

（5）免疫作用：母乳中含有多种免疫因子，如分泌型免疫球蛋白及乳铁蛋白、溶酶体等，有利于婴儿疾病的预防。

（6）其他：牛磺酸是一种有助于婴儿神经系统发育的氨基酸衍生物，母乳中的含量比牛乳中要高10倍。此外，母乳卫生、安全、经济、便利，并有利于建立良好的母子关系。

 ## 160. 如何提高母乳的质和量？

生活中乳母应注意一些生活的细节，以保证乳汁的质量。

（1）尽量早期吮吸，婴儿的有力吮吸能刺激乳母分泌生乳激素，促使乳汁分泌。最好在产后半小时内就喂乳。一般来说产妇此时往往处于高度疲劳的状态，需要在医务人员帮助下尽早哺乳。

（2）增加哺乳的次数，吮吸本身就能够反射性促进乳汁分泌。因此在满月前如果小儿要吃就喂，等到乳汁稳定分泌后再进行定时喂奶。新生儿体重越轻，喂奶间隔的时间就应越短。

（3）两乳交替喂乳可以使每一乳房中的乳汁都有机会被充分排空，从而使乳腺分泌更多的乳汁。如果开始时乳汁较多，一次不能喂尽，应将剩余的乳汁吸出或挤掉，以防乳汁积滞而影响乳腺的分泌，甚至诱发乳腺炎。

（4）保持稳定的情绪，乳母任何的精神因素如过度紧张、忧虑、悲伤等都会影响脑垂体生乳激素的分泌，而使乳汁减少。因此哺乳期间应保持心情愉快、思绪平静，保证乳汁正常分泌。

（5）避免疲劳，乳母应保证充分的睡眠和休息。如果过度疲劳，可降低乳汁的分泌量。

（6）注意营养，多吃营养丰富而且容易消化的食物，在充足能量

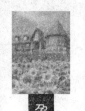

的基础上，保证平衡膳食摄入。

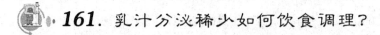

161. 乳汁分泌稀少如何饮食调理？

一个正常的乳母每日平均泌乳量在 800 毫升，以供给婴儿的需要。即使母乳喂养的条件具备，如果乳汁分泌不足，母乳喂养仍然不算成功。如果哺乳后，婴儿能够自动放开乳头，安然入睡，就表示乳量充足。但如果哺乳开始时，婴儿使劲吮吸，不久就吐出乳头啼哭，并且体重少增或不增，都是乳量不足的表现。其实，除非乳腺先天发育不良，否则乳量不会稀少。但是 1996 年的调查结果表明只有 50%的乳母能够实行母乳喂养，只要合适的生活与饮食安排，就能够保证充足的乳汁。膳食中应注意补充维生素 B_1 和水分，这些营养要素都会影响乳汁的分泌。还有一些食物有利于乳汁的分泌，例如母鸡炖汤，味道鲜美，能增加食欲并促进乳汁的分泌，但要注意最好是连肉带汤一起吃更好；猪蹄汤也是良好的"催奶"食物，将猪蹄与黄芪、当归或者黑芝麻同炖，或者加入黄豆能够收到更佳的效果；其他如炖排骨汤、牛肉汤、清蒸鲫鱼汤也有促进乳汁分泌的作用，可以互相交换着吃，以免太过重复而影响了食欲。如果乳母属于素食者，也可以吃些鸡蛋汤、豆腐汤、青菜汤等，应当同时多选择高优质蛋白质的食物，以提高乳汁的质量。

162. 产后催乳需注意什么？

有些孕妈妈生产后，为了能使宝宝尽快地喝上足够的奶水，当宝宝一出世，就急着采用药膳或食疗的方法进行催乳。然而鉴于新生儿出生后哺乳量及产妇生产后乳汁分泌量的变化，催乳的时机也有其讲究。

新生儿出生第 1 天的哺乳量需要 0~20 毫升，第 2 日约 90 毫升，第 3 日约 190 毫升，第 4 日约 310 毫升，14 日时约 500 毫升。乳汁的分泌受催乳素调节，宝宝对乳头的吸吮刺激、饮食、产妇的心情等都会影响乳汁的分泌。根据乳汁成分特色可分为三个阶段：产后 7 天内分泌的乳汁叫初乳；7~14 天分泌的乳汁为过渡乳；产后 14 天后所分泌的乳汁称为成熟乳。其分泌量也是由少到多，与新生儿的需要量变化基本一致。因此若产妇刚生产后就急着进行催乳，引起乳汁大量分泌，又因新生儿进食量有限，乳汁得不到及时排空的话，会使乳汁滞留在乳房内，压迫乳腺引起乳腺发炎。

一般来说，从产后第三天开始给产妇催乳是比较适宜的。这既能为初乳过后分泌大量乳汁做准备，又可使产妇根据下乳情况，随时控制汤饮数量。民间常在分娩后的第三天开始给产妇喝鲤鱼汤、猪蹄汤，这是有一定道理的。

当然在实际生活中，还应根据产妇的身体状况而定，通常身体健壮、营养好、初乳分泌量较多的产妇可以推迟催乳时间，喝汤的量也可相对减少，以免乳汁过度充盈使乳房形成硬块而导致乳腺炎的发生。

此外，催奶不应该只考虑量，质也非常重要。传统认为乳母应该多吃蛋白质含量高的汤。而最近的研究发现，被大家认为最有营养，煲了足足 8 小时才成的广东靓汤，汤里的营养仅仅是汤料的 20% 左右！所以科学的观点是汤汁要喝，料更不能舍弃。

163. 产后腰痛、足跟痛如何中医食疗？

产后许多妇女出现腰痛或足跟痛，有的人两种症状同时并存，有的则只是存在一种。症状表现的程度也有轻有重。症状轻者表现为劳累后疼痛加重，休息时则减轻；症状重的表现为长年累月都会疼痛不已，行动不便，往往影响生活和工作。对于这种表现，有的人错误地认为这是产后必得的毛病。其实引起这些症状的原因，主要是平素体质虚弱，加上分娩时用力过度或者产程过长，或者分娩时出血过多，耗气伤血，气血不足，百脉空虚，筋脉失于营养。中医认为"肾为五脏之本，主骨，腰为肾之腑"，分娩时耗伤肾气，因此造成产后腰痛、足跟痛。治疗时主要补益肾气和补益气血。常用的方药有熟地15克，山萸肉9克，淮山、怀牛膝、枸杞子、杜仲、菟丝子、当归各12克，肉桂4克（后下），制附子9克，鹿角胶9克煎服。也可以补充强肾强身片或者核桃肉、黑芝麻炒熟，加红糖适量，每天早晚各服1次。能够补充铁、钙等微量元素，有利于产后恢复。

164. 生二胎时营养方面应注意什么？

随着国家政策的开放，许多小家庭都酝酿着要第二个宝宝，那么在要二胎时，准妈妈在营养方面有什么需要注意的呢？

在第二胎时，妈妈的年龄常较大，有些甚至可能已经有轻微的糖尿病或者高血压，平时觉察不出来，一旦怀孕后，身体各项功能和激素水平的变化都可能会使这些隐性的疾病被诱发出来，这些疾病影响孕妇的健康及胎儿的正常生长发育。因此合理膳食对于二胎的孕妈妈来说尤其重要。

首先，需保持膳食营养均衡。根据膳食营养宝塔，按需摄入食物。对于糖、盐、脂肪都必须要适当地食用，合理分配饮食。许多妈妈怀二胎时常觉得生活条件不错或体质不如前而进行大补，从而忽视对体重的管理。事实上，保证合理的体重增长水平对控制妊娠期糖尿病等并发症具有重要意义。一般妊娠40周的孕妇体重增加不要超过12.5千克，其中胎儿占3~3.5千克。

其次，孕前和孕期也可以进行一些适当的运动以避免妊娠并发症发生。很多高龄孕妇总觉得自己是"高龄"，仿佛一下子变成了"易碎的玻璃"，于是整日处处小心，时时在意，连走路抬脚也是"轻拿轻放"的，更谈不上运动了。其实，尽管高龄孕妇由于身体情况较一般的孕妈妈更容易发生流产、早产，但并不意味着高龄孕妇就要"卧床休息"，适当做一些运动，会让孕妇和胎儿更健康强壮。比如，适当散散步、活动一下颈部，或者活动腿部的关节等。

此外，还需注意叶酸、钙、铁等维生素及微量元素的充分补充。

总之，二胎虽好，但高龄对孕妇来说仍是不小的挑战。孕妇应积极进行相关检查及监测以保证胎儿的健康生长发育。

七

孕产期食谱举例

通过本书所介绍的知识，您已经能够掌握孕期健康的基础知识，接下来就是通过不断的实践在生活中体现这些知识了。由于饮食是一件非常独立的事情，往往会因为个人的口味、生活地域、文化素养、生活方式、经济条件的不同而发生变化。因此，很难有统一的食谱供所有的人使用。本书设计了孕产期各阶段的食谱，仅供参考，您仍需要结合自身的条件，寻找适合自己健康的饮食。

1. 孕早期一周食谱举例（供参考）

时间 餐次	周一	周二	周三	周四	周五	周六	周日
早餐	二米粥 鲜牛奶 炝芹菜 煮鸡蛋	豆奶 甜面包 煎火腿	榨菜肉丝面 茶鸡蛋 豆浆	鲜牛奶 荷包蛋 全麦面包	豆浆 水荷包蛋 芝麻火烧 小菜	炒肝 鸭蛋 丝糕	油条 甜豆浆 茶鸡蛋
午餐	鸡脯扒小白菜 韭菜炒虾仁 糖拌西红柿 绿豆大米饭	糖醋排骨 丝瓜肉片 虾皮菜花 桃仁包	清蒸大虾 香椿拌豆腐 西红柿菜花 米饭	南瓜蒸肉 番茄鱼片 姜拌脆藕 豆包	糖醋草鱼 脆爆海带 肉末扁豆 米饭	淮山瘦肉煲 肉丝鱼片 猴头菇扒菜心 红豆粥 猪肉包	清蒸母鸡 海米炒萝卜 木耳鲜鱿 米饭
晚餐	甜椒牛肉丝 蘑菇炖豆腐 兰花油菜 馒头	蟹黄炒蛋 猪肝炒菠菜 素炒生菜 米饭	土豆烧牛肉 晶糕肉片 奶油玉米笋 玉米面发糕	鲈鱼炖豆腐 红烧豆腐 麻酱拌茄子 米粉	银鱼煎蛋 鸡胗芹菜 拌海蜇皮 绿豆糕 馒头	菠萝鸭块 松子豆腐 虾皮炒冬瓜 米饭	蟹肉丸子 香酥鹌鹑 奶油扒龙须菜 菜合 小米粥
加餐 零食	牛奶 香蕉 花生	香菇豆腐汤 拔丝苹果	酸奶 鱼头木耳汤 核桃	肉丝笋丝汤 奶粉 水果	紫菜冬瓜肉粒汤 水果 酸奶	养血安胎汤 水果 孕妇奶粉	酸奶 开心果 健胃萝卜汤

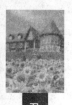

2. 孕中期一周食谱举例（供参考）

时间 餐次	周一	周二	周三	周四	周五	周六	周日
早餐	玉米面粥 奶黄包 炝芹菜 鹅蛋	豆浆 果酱面包 煎小泥肠	西红柿鸡蛋面 泡菜 鲜牛奶 咸面包片	鲜牛奶 荷包蛋 全麦面包 黄油	酸奶 水荷包蛋 麻蓉包 小菜	炒肝 茶鸡蛋 两面枣发糕	油饼 甜豆浆 鸭蛋
午餐	糖醋鱼卷 芙蓉鸡丝 樱桃萝卜 米饭	白瓜松子肉丁 鸡翅烧猴头菇 柿椒炒嫩玉米 香椿饼	红烧蹄筋 肉片青芽 油焖茭白 蒸玉米面发糕	龙眼鸡片 脆皮炸鲜奶 金钩豇豆 米饭	宫爆鸡丁 肉丝海白菜 粉丝菠菜 八宝饭	炒里脊丝 鲜磨熘鱼片 海米炒白菜 米饭	松鼠鳜鱼 口蘑烧茄子 板栗鸡片 三合面发糕
晚餐	清蒸冬瓜熟鸡 蛋皮炒菠菜 肉丝豆腐皮 馒头	牛奶焖猪肉 鸳鸯鹌鹑蛋 虾皮炒韭菜 米饭	番茄牛柳 锅塌豆腐 素炒苋菜 碎菜蛋炒饭	香炸带鱼 黄花菜炒鸡蛋 凉拌芹菜腐竹 叉烧包	白切羊肉 香菇炖豆腐 蒜蓉木耳菜 米饭	红烧狮子头 干贝烧盖菜 拌金针木耳黄瓜 皮蛋瘦肉粥 馒头	炒虾仁马蹄 贵妃牛腩 香干芹菜 米饭
加餐 零食	鲜加钙牛奶 水果 银耳肉蓉羹	排骨冬瓜汤 拔丝香蕉 酸奶	高钙奶粉 猪肝菠菜汤 松子	黄豆猪蹄汤 豆奶 水果	墨鱼花生排骨汤 水果 鲜牛奶	二冬汤 水果 孕妇奶粉	酸奶 水果 莲子福圆汤

3. 孕晚期一周食谱举例（供参考）

时间/餐次	周一	周二	周三	周四	周五	周六	周日
早餐	红薯大米粥 奶黄包 炝土豆丝 炒鸡蛋	鲜牛奶 烤面包片 蒸广式香肠	茄丁卤面 泡菜 鲜牛奶 咸面包片	鲜牛奶 荷包蛋 菠菜面包	酸奶 水荷包蛋 小肉包 小菜	炒肝 紫鸡蛋 两面面发糕	小餐包 甜豆浆 蒸鸡蛋羹 黄油
午餐	炒牛肉丝 韭菜炒鸡蛋 奶汁冬瓜 小笼包	油焖对虾 四喜蒸蛋 拌菜心 黑米粥 馒头	木须肉 凉拌三鲜 虾子麦白 米饭	青椒辣子鸡 松仁玉米 芝麻菠菜 玉米面蒸饺	咖喱牛肉 肉丝炒春芽 糖拌西红柿 素馅水饺	炒里脊丝 鲜蘑熘鱼片 海米炒白菜 米饭	雪菜炖黄鱼 香酥鸡翅 蒜蓉空心菜 二合面发糕
晚餐	红烧海参 肉丝胡萝卜丝 翡翠菜花 米饭	啤酒鸡 面筋烧青豆 清炒苦瓜 米饭	蒸五花肉 肉末海带 清炒西兰花 青豆蛋炒饭	红烧蹄筋 蜜汁鹌鹑蛋 素炒油麦菜 米饭	当归枸杞炖猪心 糖醋藕片 麻酱白菜 米饭	红枣炖鲈鱼 肉片烧茄子 清炒木耳菜 绿豆粥 馒头	烤鸭 腐竹银芽黑木耳 炝拌瓜条 米饭
加餐零食	鲜加钙牛奶 水果 白菜猪骨汤	鲤鱼赤豆汤 水果 酸奶	奶粉 紫菜虾皮萝卜汤 松子	鲜菇鲜肉片汤 酸奶 水果	西湖莼菜汤 水果 鲜牛奶	芋菜豆腐汤 水果 孕妇奶粉	酸奶 水果 砂锅豆腐汤

4．产褥期食谱举例（供参考）

时间 餐次	第一天	第二天	第三天	第四天
早餐	鲜豆浆 红糖三角 煮鸡蛋	小米粥 豆包 卤鸡蛋	白米粥 牛奶 蒸蛋羹	小白菜面片甩蛋 奶酪 咸面包
加餐	冲藕粉 小蛋糕	肉汤烂饭 水果	烤馒头片 果汁	酸奶
午餐	米饭 熘肝尖莴笋 海带炖豆腐	银丝卷 滑熘肉片 紫菜蛋花汤	米饭 炖猪蹄黄豆汤 虾皮小白菜	砂锅排骨 芝麻菠菜 米饭
加餐	挂面卧鸡蛋	虾肉馄饨 水果	菠菜面片汤加蛋	米粉 水果
晚餐	鸡蛋玉米羹 清炖蹄膀 馒头	烂饭 炖牛肉胡萝卜 老母鸡汤	打卤面（牛肉、鸡蛋、海米、黄瓜、木耳） 清炖甲鱼	清蒸鲈鱼 蚝油生菜 麻酱花卷
加餐	红糖小米粥	紫米粥	红糖玉米面粥	玉米南瓜粉

5. 哺乳期一周食谱举例（供参考）

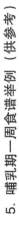

时间／餐次	周一	周二	周三	周四	周五	周六	周日
早餐	红糖小米粥 奶黄包 炝芹菜腐竹 蒸蛋羹	豆浆 果酱面包 煎小泥肠 炒鸡蛋	鸡蛋汤面 泡菜 鲜牛奶 咸面包片	鲜牛奶 双面煎蛋 火腿面包	酸奶 水荷包蛋 麻蓉包 小菜	炒肝 茶鸡蛋 两面枣发糕	油饼 甜豆浆 鸭蛋 小菜
午餐	番茄鱼片 发菜素鸡丝 猪蹄金针菜汤 米饭	清蒸鲳鱼 笋丝里脊丝 花生煮凤爪汤 香椿饼	红烧鳝鱼 火腿冬瓜 余汤鲫鱼 蒸鸡糕	黄芪山药炖乳鸽 西红柿炒蛋 红枣鲫鱼汤 米饭	鸡丁烧鲜贝 肉末豇豆 鲫鱼通乳汤 八宝饭	香菇炖鸭 肉丝百合 鲢鱼丝瓜汤 米饭	脆皮鸡 酸菜炒牛肉 菠菜鱼片汤 发糕
晚餐	红枣烧兔肉 牛肉丝卷心菜 墨鱼三鲜汤 馒头	栗子鸡块 虾子菜花 羊肉冬瓜汤 米饭	陈皮牛肉 芹菜香干 炖老母鸡汤 米饭	海带炖肉 黄瓜拌海螺肉 豆腐蛋花汤 米饭	油爆基围虾 炒肉丝粉丝黄瓜 蒜蓉木耳菜 米饭	番茄牛舌 烩鸡片银耳 红枣莲子汤 馒头	清炖甲鱼 虾子牛腩 猪血豆腐汤 米饭
加餐零食	鲜加钙牛奶 水果 核桃	水果 拔丝山药 酸奶	高钙奶粉 甜点 松子	山楂片 豆奶 水果	核桃 水果 鲜牛奶	酸奶 水果 孕妇奶粉	开心果 水果 鲜牛奶

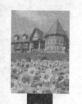

八

附 表

附表 1 孕期推荐的每日膳食中营养素的供给量

类别	劳动强度	能量(兆焦耳)(千卡)	蛋白质(克)	脂质能量比(%)	钙(毫克)	铁(毫克)	锌(毫克)	维生素A(微克)	维生素B_1(毫克)	维生素B_2(毫克)	维生素C(毫克)
孕妇 1~3个月	轻体力	7.53 1800	55	20~30	800	20	9.5	700	1.2	1.2	100
4~6个月	轻体力	8.79 2100	70	20~30	1000	24	9.5	770	1.4	1.4	115
7~9个月	轻体力	9.41 2250	85	20~30	1000	29	9.5	770	1.5	1.5	115
乳母	轻体力	9.62 2300	80	20~30	1000	24	12	1300	1.5	1.5	150

注:本表依据中国营养学会《中国居民膳食营养素参考摄入量速查手册(2013版)》。

附表 2　矿物质与微量元素的功用与来源

营养素	组织分布及功用	每日供给量	缺乏病可能性	缺乏病症状	食物来源
钙	99%储存于骨和牙中，钙也能和蛋白质、柠檬酸及其他无机酸结合，并以结合形式存在。其主要功用为：构成骨、牙的主要成分；促进血凝及某些酶的活化，维持神经肌肉的正常张力和规律，维持毛细血管的正常渗透压及体内酸碱平衡。离子钙是细胞膜运转的必要物质	800毫克	膳食调查表明钙摄入量常达不到供给量的标准，应设法增加其摄入量	骨骼、牙齿发育不正常。骨质疏松，软骨病。血凝时间延长，肌肉痉挛	奶及奶制品，沙丁鱼，蛤，虾米皮，牡蛎，甘蓝，芜菁，芥属植物
磷	构成骨和牙的无机物的80%，并且是体内许多重要代谢物质如脱氧核糖核酸（DNA）、核糖核酸（RNA）、三磷酸腺苷（ATP）及磷脂的组成成分。其功能除构成组织外，还帮助糖、葡萄糖、脂肪、蛋白质在体内的代谢	800毫克	一般不易缺乏。只要蛋白质和钙摄入正常，磷也不会缺乏。但长期服用抗酸药，大量摄入使尿酸化的物质可能导致磷排出增多而缺乏	神经反射亢进或减退，肌肉震颤，手足抽搐，心动过速，心律不齐，情绪不安，易激动	全谷类食物，硬果类，肉，奶，绿色蔬菜，豆类

续表

营养素	组织分布及功用	每日供给量	缺乏病可能性	缺乏病症状	食物来源
镁	50%存在于骨中，细胞外液中含量小于1%，其余在细胞内。是细胞内许多酶的激活剂。维持核酸的结构稳定性，并参与体内蛋白质合成、肌肉收缩等功能	350毫克	一般不会出现膳食镁的缺乏。但当手术、酗酒，吸收不良、体液丢失、某些激素和肾脏病时容易发生缺乏	神经反射亢进或减退。肌肉震颤，手足抽搐，焦虑，易激动。心律失常、高血压，冠心病。低钾血症、低钙血症	全谷类食物、硬果类，肉类、奶及制品、绿色蔬菜、豆类
钠	30%~45%存在于骨胳中，是细胞外液的主要阳离子，极少量存在于细胞内。调节体内渗透压，pH值和体液容量	2500毫克	未见钠的摄入不足。即使低钠饮食治疗某些疾病亦未见钠缺乏。怀孕妇女钠需要量增加，某些心血管疾病应限钠	倦怠，眩晕，恶心，食欲不振，心率加速，脉搏细弱，血压下降，肌肉痉挛，严重缺钠时可发生昏迷	食盐、海产品、动物性食物、奶、蛋
氯	细胞外液的主要阴离子，与钠一起调节体内酸碱平衡，是多种酶的激活剂，是胃酸的成分。不足15%的氯存在于细胞内	2000毫克	一般不易出现缺乏。除非发生呕吐、腹泻、大量出汗，可能会出现缺乏	食欲不振	来源同钠

营养素	组织分布及功用	每日供给量	缺乏病可能性	缺乏病症状	食物来源
钾	细胞内的主要阳离子。极少量的存在于细胞内。其功能为维持体内水、渗透压及酸碱平衡，维持肌肉的正常张力，参与蛋白质、碳水化合物和能量代谢	2500毫克	一般不会出现膳食钾缺乏。但肾脏病、糖尿病、酸中毒、吸吐、腹泻、肾上腺皮质活性增强时可出现钾不足。在肾衰竭、严重酸中毒时会造成严重问题	倦怠、嗜睡、肌肉无力。严重缺钾、心律会发生麻痹，失常和代谢性碱中毒	各种菜、水果、土豆、奶、肉、谷类、豆类
硫	为体内氧化还原反应的重要物质	主要取决于含硫氨基酸是否足够	主要取决于蛋白质摄入量是否足够		蛋白质食物如肉、鱼、禽、蛋、奶、豆类、硬果类
铁	70%存在于血红蛋白中，约26%存在于肝、脾和骨内。铁为血红蛋白和肌红蛋白的组成成分，在氧的转运中起重要作用，铁也存在于血清转铁蛋白中和某些酶中，但不以离子形式存在	10~15毫克	缺铁是孕妇和儿童的常见缺乏病，常与失血、寄生虫病以及铁吸收不足有关	血红蛋白下降、低色素性贫血、易疲劳	肝、肉、蛋黄、豆类、谷食物、深绿色蔬菜、色糖蜜、虾、牡蛎等、全、黑

续表

营养素	组织分布及功用	每日供给量	缺乏病可能性	缺乏病症状	食物来源
锌	主要存在于各种组织中，肝、脾、骨中含量最高。是许多酶及胰岛素的成分。在核酸与蛋白质代谢中起重要作用	15毫克	素食者易使锌摄入不足。儿童以植物性食物为主也易患锌缺乏	生长迟缓，少年期性不发育，特发性低味觉	肝、奶、壳鱼、鲱鱼、牡蛎、全谷类食物
铜	存在于身体所有组织中，肝、脑、心、肾脏含量高。是多种酶，血浆铜蓝蛋白的组成成分。催化血红蛋白的合成	30微克/千克体重	未见人类铜缺乏	贫血，中性粒细胞减少，生长迟缓，情绪容易激动	肝、壳鱼、全谷类食物、樱桃、豆类、肾脏、禽、牡蛎、巧克力、硬果类
碘	甲状腺素和甲状腺合成的其他物质的组成成分。甲状腺素调节体内能量，蛋白质和脂肪的代谢	14毫克	碘缺乏仅局限于缺碘地区。土壤、水中含碘量正常的地区不会出现碘缺乏	单纯性甲状腺肿，母体缺碘，可使儿童发生克汀病，表现为生长迟缓，智力低下或痴呆	加碘食盐、海产品、非甲状腺肿地区水和蔬菜中碘含量也高
锰	骨中含量最高。在脑垂体、肝、胃肠组织中含量较高。活化硫酸软骨素合成的酶系统。促进正常的成骨作用。促进生长	5～10毫克	人类未见缺乏病		甜菜、全谷类食物、硬果类、豆类、蔬菜、茶叶等

营养素	组织分布及功用	缺乏病可能性	每日供给量	缺乏病症状	食物来源
氟	存在于骨中，维持牙齿和骨的正常结构，有预防龋齿的功用，添加氟或应用含氟的牙膏可减少龋齿的发病率	在饮水含氟量低的地区	0.5~1.5毫克	摄入过少导致龋齿，摄入过高引起氟斑牙	饮水、茶、咖啡、大米、大豆、菠菜、葱、莴苣
钼	黄嘌呤氧化酶和黄素蛋白的组成成分	未见缺乏症报道	2微克/千克体重		豆类、谷类、深绿色蔬菜、动物内脏
钴	维生素 B_{12} 的组成成分，为细胞正常功能所必需，尤其是神经细胞、骨髓细胞	一般不易缺乏，当胃切除或吸收不良综合征时可出现缺乏	3~5微克	由于维生素 B_{12} 缺乏导致钴不足，可产生缺乏症状	肝、肾、牡蛎、蛤类、禽、奶、蔬菜和谷类食物
硒	与脂肪和维生素E代谢有关	很少有缺乏症状	0.5毫克		谷类食物、葱、肉、奶、蔬菜中，其含量取决于水、土壤中硒的含量
铬	与葡萄糖代谢有关	严重营养不良、糖尿病和心血管疾病时可见铬缺乏	2~2.5毫克	葡萄糖耐量异常	玉米油、蛤类、酵母、全谷类食物中

八、附录

附表 3　维生素的功用与来源

营养素	特性	每日供给量	主要功用	缺乏症状	食物来源
维生素 A	脂溶性物质。耐热，但高温下容易被氧化。可以由植物性食物中的β-胡萝卜素在体内转化而来	见供给量标准表	对眼、耳、肾脏、皮肤、黏膜传染病的抵抗力有增强作用。预防皮肤和黏膜的角质生和干眼病。促进食欲和生长发育。为生殖功能所必需	夜盲症。上皮细胞组织萎缩，角化，呈现眼角膜干燥、溃疡、发炎，皮肤干燥，呼吸道，胃肠道黏膜易损。对传染病抵抗力下降	各种形式的鱼肝油。植物性来源：黄绿色蔬菜，如胡萝卜、黄玉米、菠菜、南瓜、西红柿、白薯、干梅、杏、青椒。动物性来源：鱼肝油、鲜奶、奶油、干酪、蛋黄、肝脏、肾脏等
硫胺素（维生素 B$_1$）	溶于水和酒精，在酸性环境中稳定，在中性和碱性溶液中遇热易破坏	见供给量标准表	刺激代谢促进食欲和消化。为母亲生育和产妇奶所必需。促进碳水化合物正常氧化和转变为脂肪，防止神经炎和脚气病	神经组织受损（神经炎、脚气病），心脏损伤（心脏扩张、心跳减慢），组织肌肉萎缩、水肿，食欲不振，消化不良，呕吐、体重减轻，生长迟缓	合成的各种形式的硫胺素。植物性来源：全谷类食物，绿叶蔬菜，水芥菜、胡萝卜、西红柿、土豆、青豆、硬果类。动物性来源：奶及各种奶制品，生牡蛎，脑、肾、肝等内脏

营养素	特性	每日供给量	主要功用	缺乏症状	食物来源
核黄素（维生素 B₂）	溶于水和酒精，形成黄色荧光溶液，容易被日光所破坏，在碱性溶液中易被破坏，遇热较稳定	见供给量标准表	构成脱氢酶的主要成分，为活细胞中氧化作用所必需。促进生长，预防和治疗由于维生素 B₂ 缺乏的引起的各种皮炎、舌炎、唇炎等	口角溃疡、舌炎、唇炎、脂溢性皮炎、角膜炎、阴囊炎、白内障、视物不清、白内障	合成的各种核黄素制剂。植物性来源：水果、绿叶蔬菜、大豆、麦芽、酵母。动物性来源：肝脏、肾、奶、蛋
尼克酸	溶于水和酒精，耐热、耐氧化破坏	见供给量标准表	是辅酶Ⅰ和辅酶Ⅱ的成分，为细胞内呼吸作用所必需，维持皮肤和神经的健康，为碳水化合物、蛋白质和重金属代谢所必需	舌炎、皮炎、癞皮病、食欲不振、消化不良、呕吐、腹泻、头晕、头痛、记忆力减退、痴呆	合成的各种尼克酸制剂。植物性来源：酵母、麦芽、豆类和各种绿色蔬菜。动物性来源：肝、瘦肉、奶、蛋黄

续 表

营养素	特性	每日供给量	主要功用	缺乏症状	食物来源
维生素 B₆（吡哆醇、吡哆醛、吡哆胺）		2~3毫克	为各种氨基酸代谢酶的辅酶	食欲不振、恶心、皮炎、结膜炎和多发性神经炎。中枢神经系统障碍症状，如共济失调、轻瘫等	合成的各种吡哆醇。植物性来源：主要存在于胚芽中。酵母、玉米、糖蜜、豆类、蔬菜、莴苣。动物性来源：肝、心脏、肌肉、奶、蛋黄
维生素 B₁₂	溶于水，在中性或弱酸溶液中较稳定	3~5微克	预防各种大细胞性贫血、舌炎。为孕妇和乳母所必需	有核巨红细胞贫血（恶性贫血）。脊髓变性、神经和周围神经退化、舌、口腔、消化道的黏膜发炎	肝脏提取物。仅存在于动物性食物的肝、奶、鱼粉中。植物性食物不含该维生素

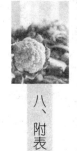

营养素	特性	每日供给量	主要功用	缺乏症状	食物来源
叶酸			抗贫血因子，与红细胞生成有关。有促进生长的作用。预防胎儿的神经管畸形	骨髓红细胞生长障碍的各种巨幼细胞贫血	酵母提取物，合成叶酸的制剂。植物性来源：酵母、蘑菇、叶菜等。动物性来源：奶及动物组织
肌醇		1克	促进生长，为脂肪代谢所必需。预防脂肪肝	未见人体的肌醇缺乏症	肝脏、麸类提取物。植物性来源：柠檬、硬果、酵母、全谷类食物。动物性来源：肌肉、肾、肝、脑等组织器官。奶和蛋
维生素C（抗坏血酸）	水溶性维生素。极易被氧化破坏。在酸性环境中较稳定。在碱性溶液中极易破坏，在容器内也易被破坏。易在烹调过程中损失	见供给量标准表	防治坏血病，维持结缔组织的生长和正常结构。促进牙、骨的生长和正常结构。增加血管管壁韧性	坏血病：齿龈发肿，流血，腐烂，出血，牙齿松动，骨骼脆弱、坏死	合成的α-抗坏血酸。植物性来源：橘子、柠檬、葡萄、叶菜、西红柿、胡萝卜、柿子椒。动物性食物很少含有维生素C

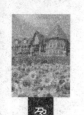

续　表

营养素	特性	每日供给量	主要功用	缺乏症状	食物来源
维生素 D	溶于脂肪和脂溶剂。耐热、耐氧化	见供给量标准表	促进钙、磷吸收及正常代谢	儿童佝偻病、成人骨质软化、骨质疏松。容易出现龋齿	皮肤在阳光紫外线照射下可合成。植物性食物不含此类维生素。动物性来源：各种鱼肝油、奶油、蛋黄、鱼类
维生素 E（生育酚）	脂溶性维生素	见供给量标准表	为生殖功能所必需。促进生长发育。预防肌肉萎缩。有阻止脂肪酸过氧化作用。有抵抗蛋白质缺乏及营养性肝损伤的作用	生殖能力下降，不育症。肌肉营养不良性萎缩	合成的各种生育酚。植物性来源：植物油、莴苣、全麦、大米、燕麦、玉米和芥菜。动物性来源：肝、肉、奶、蛋

附表 4 产热营养素的功用及来源

营养素	特性	主要功用	缺乏病情况	缺乏病症状	食物来源
蛋白质	由二十余种氨基酸组成的高分子化合物,其中有8种为必需氨基酸,其含量和比例决定了蛋白质营养价值的高低。蛋白质经烹调后更容易被消化	构成机体组织及酶,抗体,激素等物质,调节生理功能。供给能量。促进生长发育	蛋白质摄入不足比较常见,素食者,贫困地区食物摄入量不足的人群,儿童,孕产妇,乳母较易发生蛋白质营养不良	生长发育迟缓,体重减轻,倦怠。劳动力低下,贫血。对疾病的抵抗力低下。伤口不易愈合。病后恢复迟缓。严重时呈现营养不良性水肿	各种动物性食物,尤其瘦肉,肝,肾等脏器。植物性食物以豆类蛋白质最为丰富,谷类也是蛋白质的来源之一,但其蛋白质营养价值较低
脂肪	主要成分为脂肪酸和三酰甘油,动物来源称为脂肪,植物来源称为油	供给能量。供给必需脂肪酸。帮助脂溶性维生素的吸收。增进食物的饱腹感及可口感	脂肪缺乏非常罕见	易患脂溶性维生素的缺乏症而出现相应的症状	动物脂肪及食用油
碳水化合物	植物性食物中除外蛋白质和脂肪部分,由单糖,双糖和多糖,淀粉等组成。纤维素也属于此类	主要供给能量。节约蛋白质和脂肪的供能量作用。其身也是生命物质的基本材料	长期饥饿,绝食,限食等情况下碳水化合物摄入可能不足,但单纯的碳水化合物摄入不足比较少见	表现为能量营养不良,如体重减轻,疲劳,生长发育迟缓,劳动力低下。由于脂肪分解过多可能发生酸中毒和酮血症	谷类食物,各种水果,蔬菜

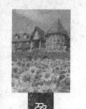

附表5　常见食物的脂肪含量（每100克食物）

<5克	米、面、小米、薏米、红豆、绿豆、豆腐、荞麦、粉条、藕粉、各类蔬菜、鲜牛奶、酸奶、鸡蛋白、鸡胸脯肉、鸡胗、鱼、虾、海参、兔肉等
5~10克	燕麦片、豆腐干、猪心、鸡、鹅、带鱼、鲳鱼
10~15克	鸡蛋、猪舌、鸽、肥瘦羊肉、烤鸡、松花蛋
15~20克	黄豆、油豆腐、油条、油饼、鸭、鸭蛋
>20克	炸面筋、干腐竹、全脂奶粉、鸡蛋黄、烤鸭、肥瘦猪肉、猪蹄、花生、瓜子、核桃、芝麻酱、巧克力等

附表6　常见食物胆固醇含量（每100克食物）

<100毫克	蒜肠、火腿肠、瘦牛肉、瘦羊肉、兔肉、牛奶、酸奶、脱脂奶粉、羊奶、鸭、黄鱼、带鱼、鱿鱼、鲳鱼、马哈鱼、青鱼、草鱼、黑鲢鱼、鲤鱼、鲫鱼、甲鱼、白虾、海蜇、海参、鸭油
100~150毫克	肥猪肉、猪舌、广式腊肠、牛舌、牛心、牛肚、牛大肠、羊舌、羊心、羊肚、羊大肠、全脂奶粉、鸡、鸡血、鸽肉、梭鱼、白鲢、鳝鱼、对虾、羊油、鸡油
>150毫克	猪脑、猪心、猪肝、猪肺、猪肾、猪肚、猪大肠、猪肉松、肥牛肉、牛脑、牛肝、牛肺、牛肾、牛肉松、羊脑、羊肝、羊肺、羊肾、鸡肝、鸭肝、鸡蛋粉、蛋黄、松花蛋、鹌鹑蛋、凤尾鱼、鱼肉松、鱼子、虾皮、蟹黄、蚶肉、黄油

附表7　食物中嘌呤的含量（每100克食物）

生成微量嘌呤食物	奶类、蛋类、水果、蔬菜（下列量多者除外）、精制谷类、可可、咖啡、茶、果汁
中等量嘌呤食物（75毫克）	龙须菜、菜豆、蘑菇、菠菜、豌豆、麦片、海鱼类、鸡肉、羊肉
75~150毫克嘌呤食物	牛肉、牛舌、猪肉、鸭、鹅、鸽、鲤鱼、干豆类、鸡肉、鸡肉汤
150~1000毫克嘌呤食物	牛羊内脏、沙丁鱼、鱼子、浓肉汤、肉精

附表8　每100克食物钙、磷、蛋白质含量

食物名称	钙（毫克）	磷（毫克）	蛋白质（克）	食物名称	钙（毫克）	磷（毫克）	蛋白质（克）
粉丝（湿）	2	2	–	葱头	41	41	1.1
标二粳	3	99	8.0	大葱	46	34	1.3
盐	4	–	–	土豆	47	33	1.7
瘦肉	5	185	21.3	绿豆芽	48	40	1.4
西红柿	9	20	1.0	藕	52	43	1.9
西葫芦	10	21	0.9	扁豆	53	46	1.9
富强粉	12	103	9.5	松花鲤	64	179	11.7
莴笋	14	25	0.7	胡萝卜	65	20	0.9
黄瓜	16	33	0.9	豇豆	65	55	2.1
柿子椒	21	20	0.7	心里美	77	25	0.5
红萝卜	21	22	1.3	卞萝卜	87	43	1.4
标准粉	21	158	10.4	圆白菜	117	29	1.6
冬瓜	23	7	0.2	油菜	148	58	1.2
茭白	28	38	1.8	芹菜	152	18	0.6
鸡蛋	30	118	12.9	菠菜	158	44	2.4
茄子	32	19	0.8	北豆腐	171	179	11.1
大白菜	35	42	1.7	带鱼	195	222	21.2
木耳（水）	38	12	2	榨菜	250	56	2.3
蒜苗	39	40	1.9	海带（水发）	241	29	1.1
菜花	41	57	2.1	牛奶	135	55	3.0

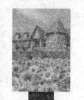

附表9　食物含水量（供参考）

食物名称	数量	含水量（毫升）
牛奶	1 杯	150~200
米粥	50 克	400~440
米饭	50 克	120~130
面条（带汤）	50 克	200~250
面条（不带汤）	50 克	100
馄饨	50 克	350~400
饺子	50 克	60~80
包子	50 克	40~50
馒头	50 克	20~25
烙饼	50 克	25~30
鸡蛋羹	1 份	150
煮鸡蛋	1 个	25~30
酱肉	100 克	50
橘子	100 克	87
豆浆	100 克	92
苹果	100 克	85
香蕉	100 克	77
梨	100 克	89
桃	100 克	88
葡萄	100 克	88
黄瓜	100 克	96
松花蛋	100 克	67

附表10 常见食物含钾量（每100克食物）

食物名称	含钾量（毫克）	食物名称	含钾量（毫克）	食物名称	含钾量（毫克）
藕粉	35	柑橘	169	韭菜	121
面条（煮）	15	白萝卜	98	菜花	237
淀粉（干）	8	冬瓜	49	香椿	172
西瓜	87	柿子	135	绿苋菜	207
紫葡萄	59	扁豆	194	干红枣	514
挂面（富）	100	苦瓜	343	油菜	278
鸡蛋	142	豇豆	149	雪里蕻	281
鸭蛋	512	丝瓜	171	荠菜	262
南瓜	85	番茄	189	竹笋	300
皮蛋	137	玉米（黄）	255	冬笋	490
豆腐（南）	162	青葱	186	百合（干）	344
稻米（粳）	78	土豆	308	香菜	272
菜干	883	苋菜（紫）	380	津冬菜	632
鸭梨	78	牛肉	210	榨菜	490
红薯	195	猪肉	197	冬菇	599
小麦粉	94	黄豆芽	141	紫菜	2083
葱头	160	肉鸡	264	干玉兰片	66
青菜	82	菠菜	262	蘑菇（鲜）	236
芝麻酱	507	藕	215	口蘑	3106
空心菜	243	杏	226	香菇	1228
蒜苗	167	荸荠	308	银耳	1254
绿豆芽	82	芹菜	161	木耳	875
橙子	172	黄花菜	1353	桂圆（干）	1348

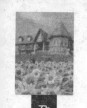

附表 11　食物中维生素 B₆ 的含量

食物名称	微克/100 克	食物名称	微克/100 克
玉米	400	牛肉	420
燕麦	210	牛肝	820
大米（糙）	620	鸡肉	683
大米（精）	110	鸡肝	720
小麦（全）	440	猪肉（瘦）	350
黄豆	820	猪肝	620
绿豆	470	羊肉	330
香蕉	120	鸡蛋	100
橙	40	青鱼	190
椰菜	150	沙丁鱼	670
胡萝卜	250	鳟鱼	340
芹菜	160	鲭鱼	540
黄瓜	40	金枪鱼	920
蒜头	960	牛奶	40
蘑菇	530	母乳	10
西红柿	60	蚧	400

附表 12　常见食物中锌含量

食物名称	含量（毫克/100 克）	食物名称	含量（毫克/100 克）
鲜扇贝	11.69	松子（生）	9.02
羊肉（瘦）	10.42	西瓜子（炒）	6.76
牡蛎	9.39	香菇（干）	8.57
香肠	7.61	麸皮	5.98
酱牛肉	7.12	豆腐皮	3.81
猪肝	5.78	黄豆	3.34
卤煮鸡	4.42	豇豆	3.04
猪肉松	4.28	花生仁（炒）	2.82
鳟鱼	4.30	酸梨	2.70
海米	3.82	紫菜	2.47
鸡蛋黄	3.79	香椿	2.25
瘦牛肉	3.71	绿豆	2.18
鸡肝	3.46	小米	1.87
扒鸡	3.23	稻米	1.70
肥瘦羊肉	3.22	标准粉	1.64
鲈鱼	2.83	鲜枣	1.52
鲤鱼	2.08	玉米面（黄）	1.42
虾皮	1.93	富强粉	0.97

附表13 人乳和牛乳特点比较

	人乳	牛乳
能量	相近	相近
蛋白质	较低	较高
脂肪	相近	相近
乳糖	较高	较低
水分	相近	相近
矿物质	较低	较高
维生素	较多	较少
在胃中凝块	较小	较大
在胃中停留时间	较短	较长
酶类	较多	较少

附表14 常见食物中叶酸与维生素 B_{12} 含量

食物名称	叶酸（微克/100 克）	维生素 B_{12}（微克/100 克）
肝脏	300	100
牛乳	0.6~3.5	0.36~0.4
人乳	0.2~3.5	0.03~0.11
牡蛎	9.6	20.9
梭鱼	13.0	8.6
海蟹	13.8	5.6
黄豆	210.0	0
芥菜	167.0	0
花生	124.0	0
白菜	46.1	0
莴笋	88.8	0
菠菜	20.9	0

附表 15　含膳食纤维较高的常见食物（每 100 克食物中含量）

食物	膳食纤维含量（克）	食物	膳食纤维含量（克）
大米	0.4	胡萝卜（红）	1.1
小米	1.6	白萝卜	1
燕麦片	5.3	玉兰片	11.3
玉米面	5.6	竹笋	1.8
豆腐	0.4	大白菜	0.6
黄豆	15.5	菠菜	1.7
绿豆	6.4	菜花	1.2
豌豆	6	韭菜	1.4
扁豆	2.1	芹菜（茎）	1.2
荷兰豆	1.4	生菜	0.7
黄豆芽	1.4	蒜苔	1.8
豇豆	2.3	莴笋	0.6
柿子椒	1.4	苋菜	2.2
西红柿	0.5	小白菜	1.1
茄子	1.3	雪里红	1.6
冬菇（干）	32.3	油菜	1.1
金针菇	2.7	圆白菜	1
鲜蘑	2.1	冬瓜	0.7
黑木耳（干）	29.9	黄瓜	0.5
紫菜	21.6	南瓜	0.8
核桃	9.5	丝瓜	0.6
花生仁（生）	5.5	苦瓜	1.4
栗子（鲜）	1.7	西葫芦	0.6
葡萄干	2.9	西瓜	0.2
桃	1.3	菠萝	1.3
荔枝	0.5	草莓	1.1
芒果	1.3	橙	0.6
柠檬	1.3	山楂	3.1
苹果	1.2	金橘	1.4
葡萄	0.4	梨	2

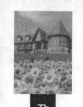

附表 16　妊娠各期孕妇体重的增加量

组别		孕期（周）			
		10	20	30	40
胎儿增重	胎　儿	5	300	1500	3300
（克）	胎　盘	20	170	430	650
	羊　水	30	250	600	800
母体增重	子　宫	135	585	819	900
（克）	乳　房	34	180	360	405
	血容量	100	600	1300	1250
	脂肪、间质液	330	1900	3500	5200
合计（克）		654	3985	8509	12505

附表 17　不同活动消耗 90 千卡所需时间

活动项目	时间（分钟）	活动项目	时间（分钟）
睡眠	80	步行、跳舞、游泳	8~30
坐、写字、手工缝纫	50	体操、购物、上下楼	25
电动打字	45	熨衣、打高尔夫球	25
弹钢琴、剪裁、打台球	40	骑自行车	15~25
办公室工作	35	打乒乓球、排球	20
铺床、扫地	30	打羽毛球、网球	15
烹饪、机器缝纫	30	长跑、爬山、打篮球、踢足球	10